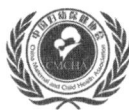

中国妇幼保健协会

U0747488

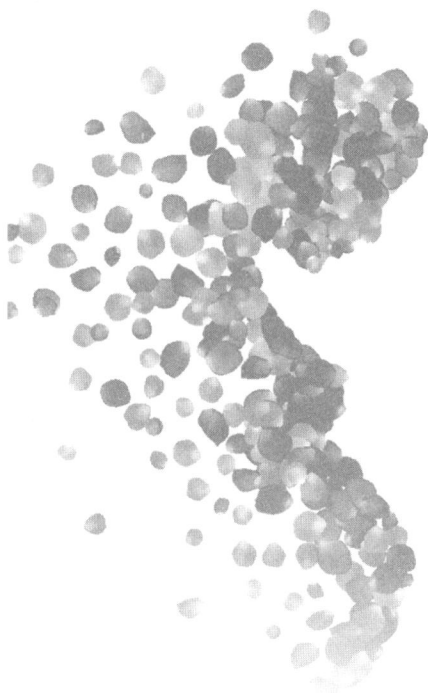

母婴友好 导乐陪伴分娩
管理培训教材

庞汝彦 宫露霞 黄群 / 主编

中国社会出版社

国家一级出版社 · 全国百佳图书出版单位

图书在版编目（CIP）数据

母婴友好，导乐陪伴分娩管理培训教材 ／ 庞汝彦，
宫露霞，黄群主编 ． -- 北京 ：中国社会出版社 ，2024.
10． -- ISBN 978-7-5087-7090-1

Ⅰ．R714.3

中国国家版本馆 CIP 数据核字第 2024QT5856 号

母婴友好：导乐陪伴分娩管理培训教材

出 版 人：程　伟

终 审 人：郑双梅

责任编辑：余细香

装帧设计：时　捷

出版发行：中国社会出版社

　　　　　（北京市西城区二龙路甲 33 号　邮编 100032)

印刷装订：中国电影出版社印刷厂

版　　次：2024 年 10 月第 1 版

印　　次：2024 年 10 月第 1 次印刷

开　　本：170mm×240mm　1/16

字　　数：90 千字

印　　张：7

定　　价：49.00 元

《母婴友好，导乐陪伴分娩管理培训教材》
编委会

主　　审：于小千　李善国

主　　编：庞汝彦　宫露霞　黄　群

副 主 编：黎俊余　范崇纯

编　　委：（按姓氏笔画排序）

余桂珍　陈政婷　范崇纯　庞汝彦

宫露霞　倪盛莲　黄　群　彭　政

黎俊余

编写人员：（按姓氏笔画排序）

刘　莹　范崇纯　庞汝彦　宫露霞

高广云　黄　蓉　黄　群　樊雅静

黎俊余

前　言

　　这本汇集了大家心血的《母婴友好，导乐陪伴分娩管理培训教材》（简称《导乐管理培训教材》），在经过三次全国专家会议的修改和审定之后，终于以全新的面貌呈现在广大读者面前。

　　"母婴友好，导乐陪伴分娩"项目是中国妇幼保健协会10多年来坚持推动"促进自然分娩，保障母婴安康""推广助产适宜技术——导乐陪伴分娩""创建母婴友好医院"等项目的延续和深化。它不但得到产妇和家属的支持和欢迎，还吸引了个人、企业/专业机构和医院的关注和参与，目前已有上千家医院开展了导乐陪伴分娩服务。然而在项目开展实施的过程中，发现在专职导乐人员的培训、服务质量的控制、导乐服务的组织管理等方面仍存在不足。因此，建立有效的导乐陪伴分娩服务管理体系及机制，制定严格的服务规范和标准是提升母婴友好医院建设的关键。

　　在"十四五"期间，实施"母婴友好，导乐陪伴分娩"项目，是具体落实国家卫生健康委员会母婴安全五项制度、母婴安全行动提升计划的重要举措之一。开展"导乐陪伴分娩服务"将为产妇提供具体化的人文关怀、有温度的舒适护理以及无微不至的心理支持，以保障母婴安全，增强广大产妇和儿童的幸福感、获得感和安全感。同时，也有效地提高了母婴友好医院的服务质量和社会声誉，凸显了综合效益。

　　《导乐管理培训教材》的编写，经历了两个阶段，第一阶段是从2019

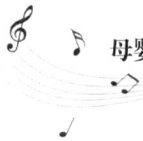

年 7 月至 2020 年 8 月，由中国妇幼保健协会于小千秘书长主持，在线上召开了两次"母婴友好，导乐陪伴分娩"工作会议，来自全国的 4000 多人参加。会议分别讨论项目的组织管理框架和实施办法。会后中国妇幼保健协会邀请中国福利会国际和平妇幼保健院黄群、北京大学第三医院倪胜莲、广东东莞市妇幼保健院余桂珍、河北邯郸市中心医院陈改婷、广东省助产士协会彭政和母婴友好（武汉）健康服务有限公司黎俊余等知名专家，在对全国 10 年来导乐陪伴分娩服务的需求情况、成功经验和存在问题进行深入分析的基础上，经过反复讨论形成了《导乐管理培训教材》的编写大纲，并完成了初稿。第二阶段是从 2020 年 8 月至 2021 年 10 月，中国妇幼保健协会委托上海妇幼保健协会会长李善国、中国妇幼保健协会助产士分会副主任委员黄群牵头，组织上海市第六人民医院樊雅静、上海市妇幼保健中心范崇纯、中国福利会国际和平妇幼保健院刘莹、上海市第一妇婴保健院黄蓉、复旦大学附属妇产科医院高广云等高学历、有理论和实践经验的高年资和中青年骨干助产士，对初稿进行串联调整、修改补充和完善提高，最后由黄群、范崇纯执笔完成了这本以导乐陪伴分娩服务管理为主要内容的培训教材。在此过程中，知名产科专家马彦彦、程蔚蔚、徐丛剑、应豪等对教材的编写给予了指导和评审。中国妇幼保健协会的庞汝彦、宫露霞组织领导、深度参与了培训教材的设计、编写、修改和审定工作，强有力地保障了教材的科学性、实用性和有效性。

《导乐管理培训教材》主要包括以下 5 方面。

1. "母婴友好，导乐陪伴分娩"项目的背景、内容、管理框架和实施流程；

2. 导乐陪伴分娩服务的标准和规范，包括专职导乐人员准入标准、职业和服务规范及分级管理等；

3. 导乐陪伴分娩服务的质量控制，包括质量控制体系的建立、敏感指标的构建和应用，以及持续的质量改进等；

4. 导乐陪伴分娩服务的培训大纲，包括培训目标、不同层级培训对象的培训内容、方法，以及考核和质量评估等；

5. 导乐陪伴分娩服务的评价体系和评价方法。

此外，教材还附有可行性很强的 8 个附件，对上述每个内容都罗列了明确要求、记录表格、评审步骤和评价指标。

《导乐管理培训教材》的特点如下：

1. 从导乐陪伴分娩服务组织管理角度出发，将导乐陪伴分娩服务与母婴友好医院的创建联系在一起；

2. 对导乐陪伴分娩服务的准入标准、行为规范、岗位职责、分级考核、质量监管、培训要求、母婴友好医院创建要求等方面都有具体、明确和可执行的规范和标准；

3. 对从事导乐陪伴分娩服务的导乐人员在医院里的定位有明确的规定和说明；

4. 将导乐陪伴分娩服务管理置于三级组织管理架构之中，使导乐服务、分娩助产和产科诊疗从各自为政到规范管理、有序开展，这就使全国各医疗机构开展的导乐陪伴分娩服务有规可循、有据可依，最终使其服务质量和效益能够经过不断的循环迭代而持续改进和提升。

《导乐管理培训教材》的读者和使用者，主要是各级妇幼卫生管理人员、"母婴友好，导乐陪伴分娩"项目的各级管理人员、医院管理人员、助产服务人员、专职导乐及其管理人员以及有关院校的师生。教材的编写是群众智慧的结晶，鉴于其实用性强、涉及面广，大家在使用时必须坚持理论联系实际、各取所需以及添砖加瓦三个原则。这样，不仅使用者可以有效地使用教材，收到解惑、益智、实用的效果，而且也能使教材不断修正扩展、逐步优化完善。

最后，项目专家组对参与设计、编写和评审《导乐管理培训教材》

的所有专家、助产士、工作人员，表示衷心的感谢，并致以崇高的敬意，对北京易思迈营养食品有限公司旗下的亲泌品牌、武汉润泽鸿业医疗科技有限公司、熠隆医疗设备（上海）有限公司、上海欣朗健康管理有限公司、山东一诺医疗器械有限公司给予的支持和帮助，表示衷心的感谢。

"母婴友好，导乐陪伴分娩"项目专家组

2024 年 4 月

目　录

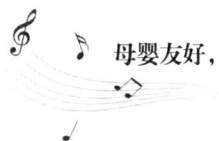

第一章 "母婴友好，导乐陪伴分娩" 项目概要

课程要点

1. "母婴友好，导乐陪伴分娩"项目开展的目的、意义
2. "母婴友好，导乐陪伴分娩"项目的组织管理架构与实施过程
3. "母婴友好，导乐陪伴分娩"项目的实施内容与产出

课程时间安排

1. 讲课（60分钟）
2. 小组讨论（30分钟）

一、"母婴友好，导乐陪伴分娩"项目背景

中国妇幼保健协会在成立之初的 2010 年，针对我国高剖宫产率的公共卫生问题开展了"促进自然分娩，保障母婴安康"项目、"推广助产适宜技术——导乐陪伴分娩"项目，2013 年在卫生部和世界卫生组织的支持下，在前面两个项目的基础上开展了"创建母婴友好医院"项目。这三个项目相互支持，相辅相成，共同组成"母婴友好，导乐陪伴分娩"项目。经过几年的努力，"创建母婴友好医院"项目取得了可喜的成绩。全国剖宫产率已下降到 36.7%（2019 年），覆盖 26 个省份的 370 余所综合医院和妇幼保健院被评为母婴友好医院。但这与广大妇女的需求还有很大差距。

专职导乐陪伴分娩是提供人性化服务、推动实现母婴友好的一个关键手段和途径。10 余年来的实践证明，"母婴友好，导乐陪伴分娩"项目推动了"以产妇为中心"的人性化服务、降低了无医疗指征的剖宫产，有效保障了母婴安全和儿童健康，切实有效地贯彻了《"健康中国 2030"规划纲要》的要求，更是用实际行动响应了 2021 年 6 月发布的《中共中央 国务院关于优化生育政策促进人口长期均衡发展的决定》。2021 年 10 月国家卫生健康委发布《母婴安全行动提升计划（2021—2025 年）》，明确要求各级卫生健康行政部门开展母婴友好医院建设，以提高产妇及其家属的获得感和安全感，提升群众的幸福感和满意度。

二、"母婴友好，导乐陪伴分娩"项目意义

（一）满足妇女儿童美好生活的需要

党的十九大宣布中国特色社会主义进入新时代、开启了新征程。同时，妇幼健康事业迎来了新的历史时期，由"保生存"向"促发展"转变；从侧重保障母婴安康，降低死亡率、患病率，发展到提供以妇女、儿童为中心的人性化服务。妇女儿童健康是全民健康的基石，是人类可持续发展的前提。创建母婴友好医院成功的经验，就是顺应了新时代要求和人民对美好生活的需求和期盼，加强顶层设计，巩固完善制度，优化配置资源，推动了产科服务模式的转变，从"以临床为中心"的传统生物医学服务转变为具有明显的时代与人文特点的"以产妇为中心"的、全方位的生理 - 心理 - 社会现代产科服务模式，把讨论多年但实践相对滞后的医疗体系的改革提到议事日程。

（二）推动产妇保健工作的发展与国际接轨

为贯彻落实《中国妇女儿童发展纲要》，推进健康中国建设，全面实现《联合国 2030 年可持续发展议程》，使全球每一个妇女、儿童和青少

年，都能享受最高且可实现的健康和发展的权利。2016年国际社会首次将产妇的满意度和"积极的分娩体验"作为衡量孕产期保健服务水平的标准，并组织开展大量的循证研究。在此基础上世界卫生组织制定了使产妇能够获得"积极的分娩体验"服务指南。指南强调了4个指导原则：尊重、交流、陪伴和"一对一"连续全程照护。国内外大量研究也证明这4个指导原则的重要性，特别是全程的专业导乐陪伴分娩不仅是广大产妇和家属最重要的需求，也是满足产妇积极的分娩体验和充分保障其知情权、选择权、参与权的现代产科服务模式的关键点。

（三）扩大导乐陪伴分娩服务的覆盖面，提高服务质量，保障母婴安全

在努力保障母婴安全的同时，各地也在积极推动高质量的以人为本，能够满足多层次、多样化需求的妇幼健康服务，通过开展专业的陪伴分娩和温馨产房建设等举措，不断地改善广大产妇的分娩体验。2011年中国妇幼保健协会启动了"推广助产适宜技术，导乐分娩"项目，10余年来，虽然已经积累了许多有效的经验，但是，由于长期以来医务人员所接受的生物医学服务教育和医疗体制的束缚，距真正给产妇提供分娩全过程的生理、心理支持和陪伴还有很大的差距。医院管理者和医护人员虽然能接受"以产妇为中心"的人性化服务的理念，但是落实中仍存在不少问题，如专职导乐服务不规范，服务职责和标准不明确等，更多的是制定了过多的非医疗本身需要的限制，如不允许专职导乐或陪伴者进产房、不能保护产妇的隐私及其他各种不能实现全程陪伴的规定等。因此，希望通过"母婴友好，导乐陪伴分娩"项目，进一步坚持以妇幼健康为中心，推动妇幼健康事业高质量发展，努力让广大妇女儿童获得感成色更足，幸福感更可持续，安全感更有保障；进一步动员各级助产机构和广大医务人员在努力保障母婴安全的同时，积极探索制定更加高质量的以人为本，能够满足多层次、多样化需求的妇幼健康服务制度。积

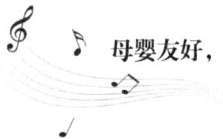

极开展导乐陪伴分娩服务，给予产妇更多的生理和心理支持，以便提高服务质量，保障母婴安全。

（四）规范管理机制，鼓励专业导乐服务

国内外的研究显示，"一对一"专职导乐全程服务对产妇生理和心理的支持效果要明显强于助产士或家属的陪伴。特别是在接诊产妇妊娠合并症较高的医院，提供全程陪伴和照护服务的专职导乐人员相对增加了产房的人力资源，与助产士各司其职，提高了产妇的满意度，保障了母婴平安。实践证明，开展专职导乐陪伴分娩服务是真正落实"母婴友好，导乐陪伴分娩"项目的关键。虽然近年来全国各地不少医院开展了专职导乐陪伴分娩服务，但是各地的服务规模、管理情况参差不齐，社会评价褒贬不一。因此，有必要明确强调提供专业服务的必要性，进一步规范专业服务管理体系，让更多产妇获得积极的分娩体验。

三、管理架构和实施流程

（一）组织体系

项目实施三级管理机制，即中国妇幼保健协会、省级妇幼保健协会/卫生行政部门、医疗保健机构和专职导乐服务机构（组织），具体责任如下。

1.中国妇幼保健协会：负责"母婴友好，导乐陪伴分娩"项目的领导、协调和组织实施。

（1）建立国家级项目专家组，协助制订项目计划、开展培训、监督和指导各项目实施单位开展工作；

（2）组织专家组制定"母婴友好，导乐陪伴分娩"的培训大纲、服务指南工作手册和监督指导规范等；

（3）建立"母婴友好，导乐陪伴分娩"项目的指标体系和评估办法；

（4）动员和支持省级妇幼保健协会/卫生行政部门开展项目活动；

（5）组织经验总结交流会，不断提高"母婴友好，导乐陪伴分娩"的服务质量和水平；

（6）倡导和推动建立标准化的全国专业导乐服务平台，协助探索和制定导乐服务的管理办法，提供规范的人才培训，加强信息共享，更有效地推广项目的实施。

2.省级妇幼保健协会/卫生行政部门：负责所在省份"母婴友好，导乐陪伴分娩"项目的领导、协调、组织实施和监督指导。

（1）组织所在省份妇幼保健院和综合医院积极创建"母婴友好医院"；

（2）与中国妇幼保健协会合作，大力开展"母婴友好，导乐陪伴分娩"的社会动员和导乐分娩的专业技术培训，转变服务理念、提高管理水平和壮大导乐人员专业队伍；

（3）组建省级专家组，负责承担项目的质量控制、评估、监督指导；

（4）与医疗保健机构、企事业单位合作探索建立不同模式的培训中心和示范医院的程序和途径；

（5）协助开展和落实专职导乐陪伴分娩服务，提供"以产妇为中心"的人性化服务；

（6）组织专家考评和审定承担导乐陪伴服务的实习医院，通过后报中国妇幼保健协会备案。

3.医疗保健机构和专职导乐服务机构（组织）：在中国妇幼保健协会和省级妇幼保健协会的倡导和协调下，引入竞争、互补和合作机制，积极开展合作，具体执行和落实导乐陪伴分娩工作。

（1）在国家和省级妇幼保健协会的指导下因地制宜探索建立规范的院长负责制度下的三级管理模式，包括严格培训和制定准入标准、规范签订服务合同、产妇签署专职导乐服务知情同意书等内容；

（2）承担导乐人员实习的医院必须通过省级妇幼保健机构或省级专

家组的考核评价，记录考核结果，合格者方可颁发证书。

（二）"母婴友好，导乐陪伴分娩"项目建设实施流程

"母婴友好，导乐陪伴分娩"项目在建设过程中，积极探索实践三级管理制度，对协会、医疗保健机构、专职导乐服务机构给予明确的职责定位，并制定了一套完善的实施流程，为项目的深入开展打下了坚实的基础（如图 1-1 所示）。

```
┌─────────────────────────────────────────────────────────────┐
│ 自愿参加"母婴友好，导乐陪伴分娩"项目的妇幼保健/医疗机构填写：        │
│ 1.参加"母婴友好，导乐陪伴分娩"项目的申请表填报                     │
│ 2.申请的妇幼保健/医疗机构基本情况及相关数据表                       │
└─────────────────────────────────────────────────────────────┘
                              ↓
┌─────────────────────────────────────────────────────────────┐
│ 项目申请单位的审批与备案                                         │
│ 1.申请参加项目单位的上报材料，经省级妇幼保健协会审查和批准后，该申请单位 │
│ 成为"母婴友好，导乐陪伴分娩"项目的项目单位                          │
│ 2.项目单位的申请材料及省级妇幼保健协会的审批材料，报中国妇幼保健协会备案  │
└─────────────────────────────────────────────────────────────┘
                              ↓
┌─────────────────────────────────────────────────────────────┐
│ 中国妇幼保健协会/省级妇幼保健协会组织项目单位培训班                   │
│ 1.组织"母婴友好，导乐陪伴分娩"的规范化培训                          │
│ 2.解读及指导母婴友好医院评估标准                                   │
│ 3."母婴友好，导乐分娩"专项培训                                    │
└─────────────────────────────────────────────────────────────┘
                              ↓
┌─────────────────────────────────────────────────────────────┐
│ "母婴友好，导乐陪伴分娩"项目实施                                   │
│ 1.由项目单位编写"母婴友好，导乐陪伴分娩"实施计划草案（经医院批准、盖章   │
│ 后上交）                                                       │
│ 2.项目单位根据自己的实施计划开展项目活动                            │
│ 3.省级妇幼保健协会/中国妇幼保健协会对项目实施进行监督指导             │
│ 4.省级妇幼保健协会主持母婴友好医院的评审、复审并上报                  │
│ 5.中国妇幼保健协会对申报单位进行抽查                               │
└─────────────────────────────────────────────────────────────┘
                              ↓
┌─────────────────────────────────────────────────────────────┐
│ 母婴友好医院命名与授牌                                           │
│ "母婴友好，导乐陪伴分娩"项目示范基地命名与授牌                       │
└─────────────────────────────────────────────────────────────┘
```

图 1-1 "母婴友好，导乐陪伴分娩"项目实施流程

四、"母婴友好，导乐陪伴分娩"项目内容与实施产出

（一）基本要求

1. 转变理念，制定人性化服务政策和标准。

随着社会、经济、文化及科学技术的发展，人们对健康的定义也有了更高的标准。医学服务模式已从"以病为本"、以经验为主导转变为以循证医学为主导的人性化服务模式。我国以往的产科服务模式是以医生、护士为主体的医疗干预过程，如连续胎心监护、常规使用催产素、会阴侧切等医疗措施。产科服务模式的转变直接关系到母婴安全，降低剖宫产率和分娩的风险，也使得在旧的服务模式下危险而又痛苦的分娩过程转变成充满人文关怀的安全又舒适的分娩。因此，根据循证医学的证据制定政策和服务标准，转变产科服务模式势在必行且迫在眉睫。

2. 提供"以产妇为中心"的人性化服务。

"母婴友好，导乐陪伴分娩"项目，打破了"以分娩室工作流程为中心"的服务模式，改变为"以产妇为中心"的人性化服务。专业导乐陪伴者根据产妇的情况因人施护，全程给予产妇生理上的支持和心理上的关怀，使其安全、舒适地度过人生关键时刻，充分体现新时代人性化照护的精髓所在。

3. 普及产时服务模式转变的新技术。

"母婴友好，导乐陪伴分娩"项目通过组织培训推广专业导乐陪伴分娩服务的知识和技能，并组织区域性的培训及学术研讨，对助产机构、项目负责人和技术人员定期进行培训和现场指导，未来还将建立导乐陪伴分娩服务样板医院和区域性培训中心等，探索符合中国国情的导乐陪伴分娩产科服务模式。

4. 加强质量管理，提高服务质量。

项目单位（医疗保健机构）和专职导乐分娩服务机构根据项目要求，

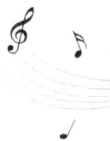

建立监督管理、绩效考核机制并制定管理办法，不断地提高服务质量。

5. 强化团队合作。

高质量的产科服务模式不仅是最好的、有循证的技术服务，而且是突出生理－心理－社会的人性化服务。这需要团队之间的良好合作。这里的团队成员包括产科医生、麻醉科医生、新生儿科医生、助产士、护士、专职导乐等所有为产妇提供分娩服务的人员。

（二）活动内容

1. 普及"以产妇为中心"的人性化理念和专职导乐陪伴分娩服务。

通过各种形式广泛宣传（对社会、医疗保健机构、产妇和家属）"以产妇为中心"的人性化服务理念及在助产士指导下的专职导乐陪伴分娩相关理念、知识、技能和服务内容。

2. 制定有关导乐陪伴分娩服务规范和标准。

完善接产机构和导乐服务机构管理办法，制定统一的服务标准，建立监督、指导和持续改进的机制，保障安全提高服务质量。

3. 开展培训加强人力资源建设。

定期对助产专业人员和导乐人员开展专业理论知识和实操技术培训，开展分层分类人员培训和考核，不断提升专职导乐人员的服务能级。不定期围绕"改善产妇分娩体验的临床实践"这一主题组织召开经验交流及学术研讨会议。

4. 探索服务模式和管理机制。

制定"母婴友好，导乐陪伴分娩"培训中心和示范医院评审标准，并开展评审活动，协助相关机构（包括导乐服务机构、相关培训机构等）制定标准和执行管理办法（包含监督、整改等内容）。

5. 鼓励、支持和指导团队合作。

鼓励、支持和指导专职导乐机构与医疗保健机构合作开展导乐陪伴分娩服务，改善产妇分娩体验，进一步降低剖宫产率。

（三）示范规模

积极推进"母婴友好，导乐陪伴分娩"项目，至2024年，基本完成导乐陪伴分娩服务的各项标准规范和实施指南，充分发挥省级妇幼保健协会作用，在全国建立5个"母婴友好，导乐陪伴分娩"示范基地和1~2个区域性培训中心。

（四）实施产出

预期项目的产出包括：

1.理念推广、政策和服务规范制定及分娩环境的改善。

通过项目实施、广泛的宣传教育等活动，"以产妇为中心"的人性化服务政策得到医院、家庭的广泛重视，服务理念得到推广，舒适、温馨、安全的分娩环境得到创建，产妇的隐私和尊严得到保护，基于循证原则的助产适宜技术、导乐陪伴分娩服务模式等得到实施和推广。实现减少医疗干预、降低剖宫产率、保障母婴健康的目标。

2.加强助产士、专职导乐人员培养。

培养助产士和专职导乐人员，制定助产士和专职导乐人员各能级培训大纲及考核方案（详见第五章），80%以上的助产士接受过规范的导乐培训，配备符合要求的专职导乐人员，成立若干个成熟的导乐培训基地。

3.完善导乐陪伴分娩服务管理机制。

制定项目管理体系，加强医院的三级管理：院内科室之间，产科医生、助产士/护士、专职导乐人员之间，医院和专职导乐机构之间的管理机制建立。制定并完善导乐陪伴分娩服务相关管理规范、工作常规、岗位职责，建立流程预案和激励机制。

4.制定助产士、导乐服务人员质量评价标准。

借助"结构—过程—结果"质量评价体系，围绕分娩服务与安全制定相关质量敏感指标，探索三级网络管理机制，通过"母婴友好医院"

评审活动树立优秀典型，加强服务质量管理。

5.建立合作机制。

建立有效的医院和机构合作机制，鼓励积极开展专职导乐陪伴分娩服务，提高服务质量。

项目从基本要求、示范内容、示范规模到产品产出，每个环节都有细化的内容和具体要求，使项目有序实施和推广（如图1-2所示）。

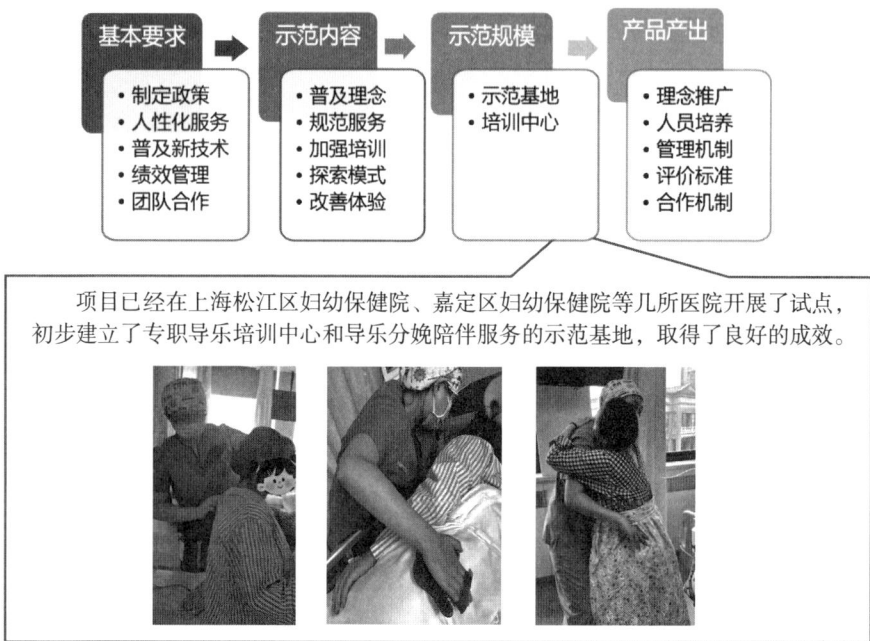

图1-2　项目内容与产品产出实施流程

第二章　建立产科人性化服务体系，提升产妇分娩体验

课程要点

1. 产科服务模式的沿革
2. 导乐陪伴分娩服务的定义与发展历程
3. 导乐陪伴分娩服务的意义、内涵及作用
4. 导乐陪伴分娩服务与产科服务模式的关系
5. 导乐陪伴分娩服务在母婴友好医院创建中的实践

课程时间安排

1. 讲课（90 分钟）
2. 实践案例分享（30 分钟）

一、提升产妇分娩体验的产科实践

20 世纪 70 年代，恩格尔（B. Engel）博士（美国罗切斯特大学医学院精神科教授）指出，"传统医学的服务模式对疾病只注意生物学方面的变化，而忽略了其他方面如社会、行为、精神和心理等对疾病的影响"，并提出了生理–心理–社会的医学模式。80 年代欧美国家的医学院校已经开始重视人文教育，病人不仅有医务人员的关照，而且也有心理学家、社会工作者、牧师等人的参与，这标志着医务人员人文精神的回归。

近 10 年来，我国医疗卫生改革也在强调"以病人为中心"的新型工

作导向，提出"构建以人为本的整合型医疗卫生服务体系"，逐渐从单纯的医疗技术转向技术和服务的整合。中国妇幼保健协会开展的"创建母婴友好医院"项目和"母婴友好示范医院的十条标准"的内涵就是建立人性化、科学化的服务理念和服务模式，力求实现妇幼健康管理的进步、维护母婴健康、增强人民体质的根本目标。

"现在就行动起来，确保安全、有尊严的分娩！"这是世界卫生组织在2021年的世界患者安全日提出的口号。为实现到2030年降低产妇死亡率和结束可避免的新生儿死亡的可持续发展目标，世界卫生组织提出了旨在改善照护产妇和新生儿安全的5个目标。这5个目标是：

1. 减少分娩期间对待妇女和新生儿的不必要的和有害的做法；

2. 提升卫生工作者安全照护产妇和新生儿的能力，并向卫生工作者提供支持；

3. 促进有尊严的照护和安全分娩；

4. 改善分娩期间安全用药和安全输血；

5. 报告和分析分娩事故。

开展导乐陪伴分娩服务，是实现上述目标，让分娩成为安全和快乐的人生体验的重要抓手和有效举措，是建立产科人性化服务体系中的重要一环。

（一）改善产科服务行动

响应国家卫生健康委《母婴安全行动提升计划（2021—2025年）》，以高质量发展为主题，以深入落实母婴安全5个目标为主线，聚焦服务质量提升、专科能力提升和群众满意度提升，持续强化质量安全管理，提高医疗机构服务能力，预防和减少产妇和婴儿死亡。为妇女儿童提供安全、有效、便捷、温馨的高质量妇幼健康服务，让人民群众的获得感成色更足，幸福感更可持续，安全健康更有保障。

（二）以产妇需求为核心，改革产科服务模式

在医院分娩一定程度上促进了母婴的安全与健康，但也带来了一系列问题，如医生、助产士对产妇近乎流水线作业式的处理，使产妇心理焦虑加重，造成产程延长，难产增多。特别是 20 世纪下半叶，一系列现代监护仪器如胎心监护仪的广泛应用，使产妇不但远离了家人的安慰和鼓励，甚至远离了人（工作人员远程监测），传统的产科分娩服务模式受到了挑战。针对产科的这些问题，20 世纪 70 年代，美国的克劳斯医生在危地马拉首先研究了导乐（Doula）分娩。他让受过培训的非医务人员提供陪伴分娩服务，即我们现在所说的专职导乐陪伴分娩服务。1983年他在美国又开始了导乐陪伴分娩的病例对照研究，1993 年对研究进行了总结，出版了 *mothering the mother*（《母爱的呵护》）一书，详细介绍了怎样帮助产妇有个更短、更容易、更健康的分娩过程。克劳斯分析了当时在全球做导乐陪伴分娩的 6 份研究报告：危地马拉 2 份，美国休斯敦、南非约翰内斯堡、芬兰赫尔辛基、加拿大各 1 份，临产时有导乐人员陪伴，平均产程缩短 2.5 小时，催产素使用减少 40%，镇痛剂使用减少 30%，硬膜外麻醉使用减少 60%，剖宫产减少 50%，产后抑郁率下降，母乳喂养增加，婴儿健康问题减少。

我国于 1995 年和 1996 年分别在北京妇产医院和上海市第一妇婴保健院、中国福利会国际和平妇幼保健院开展了导乐陪伴分娩服务模式的探索，并且通过病例对照研究，证实导乐陪伴分娩能够取得满意的效果。与对照组相比较，其剖宫产率降低，产时及产后并发症发生率低，胎儿宫内窘迫发生减少。导乐陪伴分娩还可以起到镇痛的效果，导乐组对疼痛的感受明显减轻。导乐陪伴分娩不仅提高了产科质量，而且是一种人性化的服务，能够更好地保护、促进和支持自然分娩，保障母婴安全。

（三）陪伴分娩服务是改变产科服务模式的切入点

随着时代的进步，社会对产科服务要求越来越高，导乐陪伴分娩服务就是顺应这一趋势发展起来的"以人为中心"的新型产时服务模式，将人性化护理融入医疗护理的全过程，进一步提高产科的医疗服务水平和质量。近几年，我国对导乐陪伴分娩的临床研究非常广泛，这是"以产妇为中心"的人性化服务理念的具体体现。目前，专职导乐陪伴分娩服务在不少助产机构广泛应用。导乐陪伴分娩服务强调以"一对一"的方式，全程、持续地陪伴产妇，给予其经验上的传授、技术上的指导、心理上的安慰、情感上的支持、生理上的帮助，使产妇顺利愉快地度过分娩期，提高阴道分娩率、缩短产程、降低产后出血率、减低新生儿窒息率、提升产妇及其家属满意度，从而明显提高产科质量。专职导乐陪伴分娩是产时服务的一项适宜技术，也是一种"以产妇为中心"的新型服务模式，充分体现了人性化服务的现代理念。

1.陪伴分娩的产科服务模式。

现代产科理论认为，服务体系的逻辑起点是产妇的需求，逻辑终点是为产妇服务。近年来生理－心理－社会医学模式的转变，改变了产妇对分娩服务的需求，人文关怀作为新型产科服务模式的核心不断发展起来。目前陪伴分娩模式已经得到广泛应用，"以产妇为中心"家庭化陪伴分娩服务模式、优质助产服务技能，提高了产妇及其家属对医护人员的信任感和参与感，大量循证依据也证明，陪伴分娩显著提高了产科安全与服务质量，是目前临床上安全、健康的一种分娩服务方式。

2.以产妇全方位需求为导向的产科服务模式。

随着社会的发展，人们对健康及母婴保健的需求日益增加，产时服务模式也从以干预为手段的模式向以母婴安全、健康为主体的模式转变，倡导对产妇提供生理、心理、环境等的人性化、个性化服务，满足产妇的全方位需求。如专职导乐人员鼓励产妇及时补充食物和水分，鼓励运动和自由体位、使用分娩镇痛等适宜技术满足产妇的基本生理需求。此外，当今医院待产分娩的环境也开始倾向于家庭化布局，为产妇及其家属提供沙发、电视、冰箱、音响、空调等设施，产房设置可自动调节的产床，满足产妇体位的变化，房间的布置在色彩上也改掉以往单调的白色墙面和白色床单，室内的颜色采用暖色调，床单布置为绿色或粉红色，让产妇有在家分娩的感觉，消除其陌生、焦虑、恐惧等不良情绪。为产妇及其家属提供安全、温馨、舒适、尊重隐私的环境。

3. 为产妇提供有尊严的服务。

受国际助产士联盟（ICM）的委托，Michelle M. Butler（米歇尔·布特勒）博士等的研究明确提出，"为产妇提供有尊严（尊重）的照护能力是确定助产服务质量的最重要的指标"。有尊严的服务（respectful maternity care，RMC）定义为："为所有产妇提供服务，尊重她们的尊严、隐私和私密性，确保她们不受伤害和虐待，并能在分娩时作出知情的选择和得到持续的支持等 12 个方面的服务。"

二、导乐陪伴分娩服务的发展历史和服务内涵

（一）导乐及导乐陪伴分娩服务的定义

导乐是希腊语"doula"的音译，原意为一个女性照顾另一个女性。现在的导乐是指一个有分娩经验的妇女，在产前、产中和产后给产妇以"一对一"连续的生理、心理及情感上的支持，陪伴整个分娩过程。国际上，导乐通常是指在分娩过程中提供服务的导乐人员，也可称为分娩的陪伴者、分娩陪伴的专业人员或分娩的助手等。当然，也有提供产前和产后服务的导乐。但是导乐的角色决定了其"非医务人员"的身份。因此，导乐人员不应参与任何医疗活动，也不应该干预分娩过程。

导乐陪伴分娩服务是指产妇在分娩的全过程有一位经过技术培训的专职导乐陪伴，并能持续地给予其生理和情感上的支持以及提供必要的

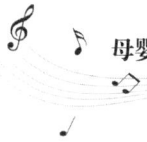

信息和知识，增强产妇自然分娩的信心，使产妇感到舒适、安全，在这种情况下再配以安全有效的分娩镇痛，包括药物和非药物的镇痛方法，使产妇有一个顺利、满意的分娩经历和结局。

（二）导乐的发展历史

20世纪以前，在北美提供母婴保健的基本上都是助产士。到了20世纪，出现了一些女性为在家分娩的产妇提供分娩支持。这些女性通过她们的经验来鼓励、安抚这些产妇，给她们提供建议，让她们充满信心。她们会帮助这些产妇解决生活琐事，如做饭、打扫卫生、照看孩子，也会协助助产士。然而在20世纪的上半叶，随着医院分娩和医疗干预不断增加，分娩支持好像已经没那么重要了。

1933年，Grantly Dick-Read（格瑞特利·迪克-里德）医学博士在他的《自然分娩》（*Natural Childbirth*）一书中给出了一个革命性的分娩概念。这本书的第二个标题是《无恐惧的分娩》（*Chilbdirth Without Fear*，1944年出版）。书中强调了产妇克服对分娩的恐惧是十分重要的，也强调自然分娩的益处。此后，1947年世界各地的读者将《无恐惧的分娩》推举为国际最畅销书籍之后，Grantly Dick-Read博士受邀来到美国。他的到访掀起了父母和专家们想要组团来宣扬他的思想和建立相互合作的分娩方式的兴趣和热潮，这个团于1950年成立密尔沃基自然分娩协会。此后，类似的协会和健康教育组织在美国和一些西方国家不断发展、壮大。这类协会和组织实际就是人性化导乐分娩服务的最早倡导者。导乐的概念逐渐被不少国家接受和实施，如美国、加拿大、瑞典、澳大利亚、印度和南非等国家和地区都已有这个职业的培训。

现在，有大量的数据证明导乐陪伴分娩服务受到了越来越多的人关注。这些关注不仅来自那些即将为人父母的准爸爸、准妈妈，也来自那些想要提高收益、促进母子关系的医院和卫生部门。医生和助产士也逐渐地更加愿意向产妇们推荐导乐陪伴式分娩。从事导乐陪伴分娩的人数在不断地增多，很多国家、地区乃至国际组织都在培训和认证合格的导乐人员。初步估计，目前仅在北美，就有 1 万名左右受过培训的导乐人员正在提供分娩支持。其他地区的导乐人员数量会相对少一些，这可能与助产士人数多并是主要的分娩看护者有关。

20 世纪 90 年代初，我国就有不少医院将导乐陪伴分娩的理念引入产科，提倡人性化服务。多数医院的导乐就是产房的助产士、护士，没有经过导乐培训，没有服务规范。这样，在多数医院产科助产人力资源普遍紧张的情况下，他们不可能既观察产程、助产，又提供全方位和持续全程的生理和情感支持，以致这种服务多流于形式。

（三）导乐陪伴分娩服务的内涵

主要为支持帮助分娩中的产妇和为分娩产妇提供积极的分娩体验，为产妇提供连续性照顾，包括"一对一"的感情支持和感觉舒适的服务。这不仅是产时服务的一项适宜技术，也是一个改变产科模式的切入点，有利于提高产时服务质量，保证母婴安全健康。

1. 支持帮助分娩中的产妇。

（1）提供心理支持，减少分娩恐惧和疼痛。

① 疼痛的生理学。

疼痛是一种不愉快的感觉和情感体验，永远是主观的。每个个体都是通过生命早期的伤害经历来描述对疼痛的感觉。疼痛神经网络理论以梅尔扎科（Melzack）关于疼痛性质的前驱性研究为基础，所有的疼痛包括分娩时的阵痛，都是生理、心理和文化因素之间相互作用的复杂结果，其中的每一个因素对于疼痛体验的整体感知都有影响。

② 产程疼痛的生理反应。

ⓐ 产程疼痛：第一产程中的疼痛通常被认为是由于子宫下段不断受到机械性牵拉、宫颈扩张和在经过反复宫缩后子宫肌肉内的酸血症引起的，出现反应的系统之一是神经内分泌系统，引起与应激压力相关的激

素释放。产程中所有产妇都会有下腹部疼痛，大约 33% 的产妇有持续性腰痛。在梅尔扎科的经典研究中，有 42 名初产妇和 37 名经产妇在整个产程中完成了每小时的疼痛评估问卷，她们感受疼痛的部位存在着很大的差异。除了疼痛部位的巨大差异，分娩疼痛强度的差异也十分显著。总体来说，在麦吉尔（McGill）疼痛问卷上所显示的是，初产妇表述疼痛强度的平均水平高于经产妇，尤其是对分娩没有做好准备的初产妇。按每小时间隔报告的个人疼痛强度，不同产妇之间的疼痛强度都存在着显著的差异。虽然多数产妇感觉疼痛强度随着产程进展而增加，但是初产妇经常会觉得产程早期的疼痛更严重，而经产妇则认为在产程活跃期疼痛感更强烈。有少数产妇描述在整个产程和分娩过程中一直只有低强度的疼痛。此外，许多产妇报告在产程活跃期疼痛没有增加，或者还有短时的减轻。总之，不论是初产妇还是经产妇，产程中的疼痛通常随宫颈扩张的进展增强，疼痛部位和强度随产程进展的变化在不同个体之间存在着很大的差异。

ⓑ 分娩疼痛感知的影响因素：为了帮助解释疼痛的感知和反应中显著的个体差异，梅尔扎科等扩展了"疼痛闸门控制理论"，使其演进成疼痛的神经基质理论。根据神经基质理论，包括产程中的产妇在内的任何个体对疼痛的感知是一个由生理、心理和行为反应组成的动态过程。心理准备、期望、过去的痛苦经历、对分娩的恐惧以及产程中情感支持的相互作用，是影响产妇产程中所感受到的疼痛程度的几个因素。Lally（拉利）等人的回顾研究发现，期望在产妇感知和应对产程疼痛的能力中发挥了重要作用。总的来说，期望与经历之间存在着显著差距，大多数产妇报告产程疼痛程度超出预期，其期望没有实现。

③ 产妇对产程的体验。

产程疼痛的严重程度和产程经历有关。疼痛在夜间往往比白天更严重，不熟悉的环境会增加自我报告产程疼痛的强度。严重的产程疼痛和创伤性分娩与以后慢性疼痛和创伤后应激综合征的发生有关。对分娩的恐惧也与产程疼痛的严重程度有关。每一次产程和分娩都是独一无二的，产妇在分娩过程中所经历的阵痛也是高度个体化的。产妇在每一次分娩过程中的记忆会保留许多年，甚至可能会成为永久记忆。助产人员的行为可以极大地影响产妇应对分娩阵痛的能力和对分娩过程的体验，因此有必要强调在产程中为产妇提供个性化照顾和支持的重要性。

④ 心理支持对减轻分娩疼痛的作用。

在陪伴分娩时，对产妇及其家属进行分娩相关知识的教育，训练产妇采取特殊的呼吸方法，随时给予抚摸、按摩和安慰，在很大程度可以转移产妇注意力，减少产妇独自面对分娩的恐惧，缓解产妇的焦虑，能积极调动产妇的主观能动性，使产妇主动参与分娩过程，放松精神，从而放松肌肉，有效减轻产妇的疼痛。

（2）提供生理支持，对影响分娩结果有积极作用。

有研究显示，不间断地给予产妇"一对一"的支持，为每个妊娠妇女制订分娩计划，在妊娠和产程中不间断评估，及时发现风险因素，观察产妇的生理状况，保障足够的食物能量和口服液体，提供非侵入性的、非药物镇痛方法，例如按摩和放松、自由体位活动、水疗等，可以减少使用药物镇痛的产妇人数，降低剖宫产率，促进自然分娩，改善分娩结局。

2. 为分娩产妇提供积极的分娩体验。

（1）积极分娩体验的由来和定义。

为全面实现《联合国 2030 年可持续发展议程》，使全球每一个妇女、儿童和青少年，都能享受最高且可实现的健康和发展的权利，2016 年国际社会首次将产妇的满意度和"获得积极的分娩体验"作为衡量孕产期保健服务水平的标准，并组织了大量的循证研究。在此基础上，世界卫生组织发布了《获得积极分娩体验的产时服务建议》，将"积极的分娩体验"定义为：满足或超过妇女先前的个人和社会文化信仰和期望，包括在临床和心理安全的环境下，在分娩陪伴者和技术上有能力的临床工作人员的持续临床和情感支持下，产下健康的婴儿。这是基于多数妇女希望自己的分娩是个正常的生理过程，并且通过参与决策来获得个人成就感和控制感，不管是否需要医疗干预服务。

（2）获得积极分娩体验的产时服务和专职导乐陪伴分娩服务的关系。

在世界卫生组织的《获得积极分娩体验的产时服务建议》里，明确提出改善服务的建议共 56 条。其中贯穿整个待产和分娩过程的 4 个指导原则是：提供尊重妇女的分娩服务、有效的交流、陪伴分娩和"一对一"连续全程照护。《获得积极分娩体验的产时服务建议》特别强调临床上和心理 / 精神上的分娩安全环境以及陪伴者连续全程的照护和情感支持，是实现积极分娩经历的关键。由 Cochrane Library（考克兰图书馆）发表的 17 个国家包括 1.5 万多名产妇的 26 项研究结果显示，由培训过的专职导乐人员对产妇提供连续的照护比其他人如医护人员、家属或朋友陪伴和照护，自然分娩率提高，手术助产和剖宫产减少，药物镇痛率下降，产程缩短，新生儿窒息发生率下降。世界卫生组织出版的《正常分娩临床实践指南》也强调，导乐服务人员应接受有关分娩的基础培训，并熟悉各种监护程序；能提供感情上的关怀，如表扬、肯定；掌握能提高产妇舒适度的方法，如按摩产妇的背部和握住她的手，解释在分娩和产出期间将会发生什么并保持友好的态度。这种连续的支持可以明显减少产妇的焦虑和产后 24 小时内的不愉快的分娩感觉。产科服务要转变观念，不断加强服务体系建设，提高自身素质，同时加强对医护人员职业道德和专业技能的培训，使医护人员转变服务理念、改善服务态度。此外，在思想上重视助产士人文素质的培养，在行动上营造人文素质教育环境，这样才能做到保护、促进和支持自然分娩，保障母婴生理、心理健康和安全，全面体现人性化的以人为本的服务模式，为产妇创造积极的分娩体验（如图 2-1 所示）。

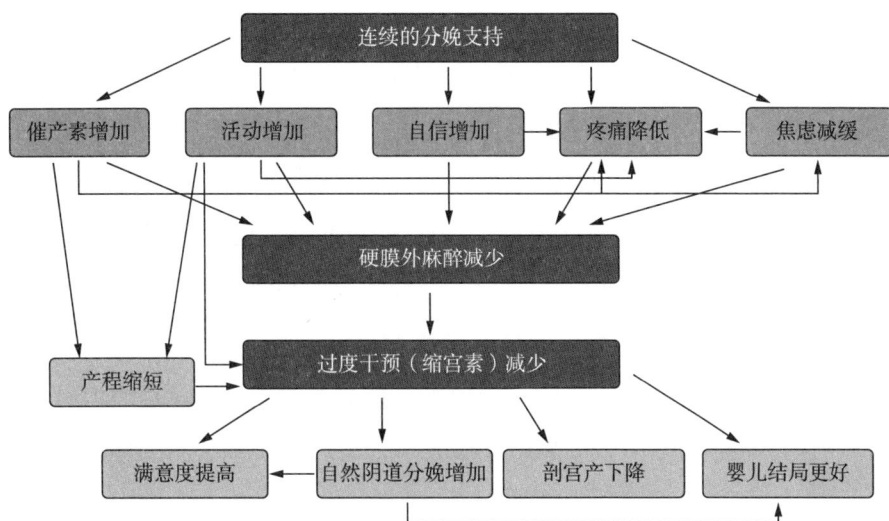

图 2-1　连续分娩支持概念模型

三、创建母婴友好医院，建立产科人性化服务体系

（一）建立产科人性化服务体系的背景：创建母婴友好医院

20 世纪 90 年代，在全球开展"爱婴医院行动"的大好形势下，几个国际组织针对当时产妇保健和分娩的临床实践中的过度医疗干预和逐年升高的剖宫产率，相继提出"母亲友好分娩行动"倡议。2013 年世界卫生组织、国际妇产科联合会、国际助产士联盟、白丝带联盟等国际组织提出了可操作性强的"母亲友好分娩行动"十条标准。这个标准除尊重妇女的权益之外，强调保护产妇的隐私，"一对一"陪产，分娩过程中自由体位，避免无医疗指征剖宫产、会阴侧切和引产，提供减轻分娩阵痛服务，特别是非药物阵痛服务等。这些国际先进理念对于我国开展促进自然分娩，建立产科人性化服务体系有很大的推动作用。因此，中国妇幼保健协会在国家卫生健康委的领导和世界卫生组织的支持下，于 2013年开展了"创建母婴友好医院"项目，并于 2015 年在全国推广，得到全国医疗保健机构和广大妇幼保健工作者的支持。

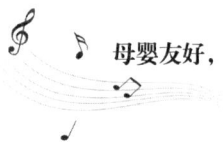

党的十九大报告明确指出，我国社会主要矛盾已经转化为人民日益增长的美好生活需要和不平衡不充分的发展之间的矛盾。以人为本，满足妇女、儿童的多层次、多样化需求是妇幼健康工作开启全面建设社会主义现代化国家新征程的重要任务。全国不少妇幼保健院和助产机构用母婴友好理念开展分娩镇痛试点、专职的陪伴分娩和温馨产房建设等这些有效探索，显著地改善广大产妇的分娩体验，得到社会的认可。"母婴友好，导乐陪伴分娩"项目的核心理念就是：提供以产妇、婴儿为中心的人性化服务和"一对一"的陪伴分娩，倡导母婴友好，减少医疗干预，降低非医疗指征剖宫产，提高母乳喂养率，促进母亲和儿童的健康。

（二）人性化服务体系——母婴友好医院的建设情况

"母婴友好，导乐陪伴分娩"项目开展至今，不断探索和实践母婴友好的核心价值观和内涵，即建立人性化、科学化的服务理念和服务模式。在这种价值观的指导下，项目力求实现三个方面的进步。第一，妇幼保健院管理的进步，管理应该建立在人文和科学的基础上；第二，助产适宜技术的进步，应努力和国际产科新理念、新技术接轨，绝不能因循守旧、故步自封；第三，新形势下医患关系的进步，通过项目实施，母婴友好成为新型医患关系、文明建设与社会和谐的亮点，最终达到维护母婴健康的目标。

通过项目的开展实践，目前已经逐步完善了符合中国国情的母婴友好医院的技术标准和产科人性化服务体系，为项目继续在全国推广奠定了基础。

（三）母婴友好医院标准

1.制定"母婴友好医院标准"。

创建"母婴友好医院"项目邀请了产科、助产士和母乳喂养健康教育专家等，参考世界卫生组织和联合国儿童基金会2006年修改、更新和扩展的母婴友好医院的十条标准和世界卫生组织、国际妇产科联合会、白丝带联盟、国际助产士联盟发起的"母亲和新生儿友好的分娩机构"（Mother and Newborn Friendly Birthing Facility）标准，根据中国国情制定了"中国妇幼保健协会母婴友好示范医院十条标准"。在清华大学第一附属医院、石家庄市妇幼保健院和秦皇岛市妇幼保健院进行了预实验后，作了进一步完善和修改。这个标准在 2015 年和 2016 年的两次"母婴友好医院"的评估中被使用，并在其后的 5 年里与时俱进，进行了两次重要修改：强调了保障母婴安全，加强了专职导乐陪伴分娩的权重和增加新生儿早期护理项目等重要内容［详见附录（八）］。

2. "母婴友好医院标准"框架。

（1）制定并有书面的促进母婴友好服务的政策；

（2）优化医院诊疗资源配置服务流程，建设母婴友好的环境；

（3）对医务人员进行母婴友好服务的培训；

（4）对产妇及其家属开展有效的健康教育；

（5）促进自然分娩，减少不必要的医疗干预；

（6）提供"以产妇为中心"的人性化服务，提升产妇分娩体验；

（7）允许产妇第一产程走动、自由体位，并可适当饮食；

（8）规范开展药物和非药物分娩镇痛服务；

（9）鼓励对 NICU（新生儿重症监护病房）的新生儿实施早期基本保健，促进母乳喂养；

（10）保障母婴安全：有保障母婴安全管理的措施、流程和质量控制。

每条标准的权重不同，并且都分别包含了不同分值的指标。

3. 母婴友好医院建设是落实三孩政策的重要措施。

党的十九届五中全会通过了《中共中央关于制定国民经济和社会发展第十四个五年规划和二〇三五年远景目标的建议》，2021 年 6 月我国颁布了《中共中央 国务院关于优化生育政策促进人口长期均衡发展的决定》（俗称"实施三孩政策及配套措施"）。实施三孩生育政策及配套支持措施的重大意义是平缓生育率下降趋势，提振生育水平，把生育权利交给妇女和家庭。在这里最重要的提法是提振生育水平，我们做的各种提高优化生育服务都要和提振生育水平紧密地联系在一起。妇女到医院分娩，有专职导乐人员提供与生理–心理–社会相适应的支持和服务，从而保障母婴的健康，促进女性得到积极的分娩体验，理解生育、繁衍后代的责任，体验做母亲的幸福，增强生育意愿，提振生育水平。

第三章　导乐陪伴分娩服务的组织管理

课程要点

1. 导乐陪伴分娩服务的组织架构

2. 导乐陪伴分娩服务的三级管理内容与职责

3. 导乐陪伴分娩服务的质量管理过程

4. 导乐陪伴分娩服务的培训与考核管理

5. 导乐陪伴分娩服务的监管

课程时间安排

1. 讲课（90 分钟）

2. 小组讨论（30 分钟）

导乐陪伴分娩服务的开展离不开规范、严格的组织管理。尤其是在我国，导乐分娩陪伴服务尚处于起步阶段，还在不断的探索和实践中，并同时存在着几种不同的开展方式，更需要建立健全管理体系，有效保障服务质量和服务标准，使之在促进自然分娩、保障母婴健康中起到应有的作用。

一、建立、健全导乐陪伴分娩管理架构

管理架构的优劣是影响团队执行力的重要因素，与组织管理体系运行的有效性密切相关，要提升导乐服务管理水平、提高产妇满意度并维持导乐服务工作高效运转，需要建立科学有效的导乐服务管理体系，设

置合理规范的导乐管理架构，使导乐陪伴分娩服务计划与控制得到有效实施和落实。

（一）建立三级网络服务管理机制

构建合理有效的导乐管理机制是成功实施导乐管理的先决条件，因此要完善组织架构、建立导乐陪伴分娩管理委员会（以下简称管理委员会），以确保导乐服务人员提供优质服务。管理委员会通过制订战略计划、进行监督管理和持续质量改进，不断提升导乐服务质量。三级导乐服务管理机制是在护理部主任—护士长—助产士垂直管理系统的基础上，再横向增加导乐服务机构—导乐主管—导乐服务人员的组织系统，由医院职能部门、助产专业系列和产时导乐服务提供支持系统，组成矩阵式三级管理网络，有效调节产房分娩服务内部的多种关系，协调助产士、专职导乐人员等正常运作，以实现产时"以产妇为中心"的理念，改善产妇分娩体验的目标（如图3-1所示）。

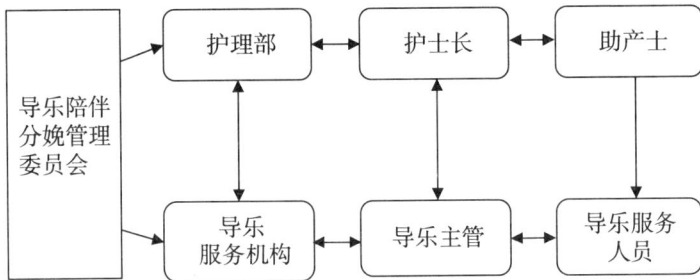

图 3-1　导乐服务矩阵式三级管理网络

（二）导乐服务矩阵式三级管理工作模式

导乐服务矩阵式三级管理通过纵向和横向的联系沟通管理模式，使专业团队（产科团队）和服务团队（专职导乐团队）合力将工作重点放在更好地实施导乐陪伴分娩服务计划上。管理委员会联合医院护理部、导乐服务机构作为决策层负责拟定导乐陪伴分娩服务质量标准、规范、督查等工作。护士长、导乐主管在管理委员会领导下根据工作计划落实导乐服务质量控制等协调工作，导乐服务人员在助产士指导下开展工作，助产士应对导乐陪伴分娩服务质量进行指导和督查，发现问题，及时提出建议并进行分析和落实整改。同样，导乐服务人员在提供导乐陪伴分娩服务时对自身服务能力及时进行自我评价和总结，夯实导乐服务团队的基础建设，不断完善和提升团队的服务能级（如图3-2所示）。

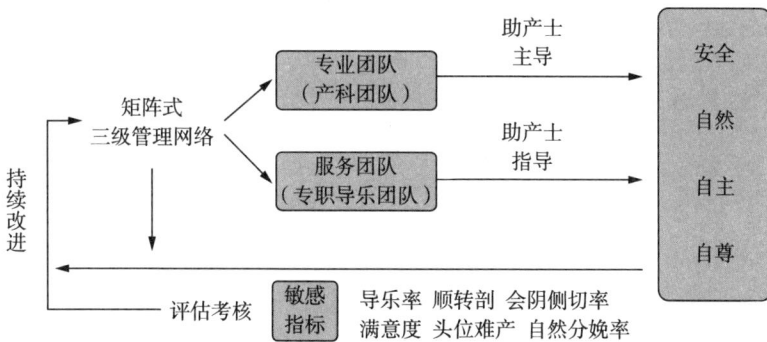

图 3-2　导乐分娩服务管理体系

（三）明确导乐服务目标

"改善产妇分娩体验"是导乐陪伴分娩服务质量管理的主要目标，要转变服务模式，强化服务理念，使医院产科逐步适应这一新型工作要求。

1.改善产妇分娩体验。

有研究指出，临产后产妇普遍存在焦虑不安和恐惧等精神心理状态，严重影响产妇休息，导致宫口扩张减慢、宫缩乏力、产程延长，严重者引发宫颈水肿及胎儿窘迫。导乐陪伴分娩是一种新型的产时护理模式，以现代护理理念为依据，在助产士指导下有序地运用护理程序，制订适合产妇生理、心理的服务计划，提供个体化的分娩陪伴支持，让产妇感受到良好的分娩经历，提高产妇分娩体验。

2.满足产妇不断增长的服务需求。

随着社会的进步，人们对生产时的服务模式及母婴安全提出更高的要求。医院积极探索创新，优化流程，努力满足产妇个性化需求。

3. 促进自然分娩，减少医疗干预，改善母婴分娩结局。

在分娩期间产妇持续获得优质照护，专职陪伴分娩可确保每个产妇达到最佳的身心和情感状况。目前各医院在助产士主导下引入的专职陪伴分娩服务，作为改变现有产科服务模式的一项重要举措，明显提升了自然分娩率，有效改善了分娩结局，得到了广大医护人员、产妇及其家属的赞扬。

4. 提升产妇的获得感、幸福感和满意度。

开展分娩陪伴服务质量控制是为了进一步提升导乐服务质量管理，规范导乐服务过程，促进导乐服务的标准化、同质化，提高服务质量和满意度，保障母婴安全，使产妇及其家属更有获得感和幸福感。

（四）建立规范的陪伴分娩服务模式

1. 建立规范的导乐陪伴分娩模式。

国际上的导乐分娩模式主要有以下三种：医院导乐模式、社区导乐模式、私人执业导乐模式。我国导乐服务起步较晚，近几年随着助产服务模式逐步发展，目前医院实行了全程责任制助产服务模式，也有很多医院实行了专职导乐机构陪伴分娩服务模式。但现状是，许多妇幼保健专科医院、综合医院将助产士和导乐人员两者的职责混淆，常常由助产人员同时担任导乐工作。助产士的职责是专业地观察产程、及时发现异常情况、助产、处理医嘱、记录等医疗活动。当产妇需要生理和精神上的帮助、支持的关键时刻，助产士往往难以提供"一对一"的全程贴心照顾，导致陪伴分娩服务模式流于形式。而专职导乐全程陪伴分娩的模式，是导乐服务人员不参与任何医疗活动，与助产士分工明确，从心理和生理上持续支持分娩中的产妇，改善产妇分娩体验。

2. 规范专职陪伴分娩人员的准入条件。

在全程责任制助产的基础上配合专职导乐进行"一对一"、全程陪伴分娩服务，是顺应现代医学模式，即生理－心理－社会医学模式产生的"以产妇为中心"的新的产科分娩服务模式。国内外的研究都显示，专职导乐人员的全程陪伴是最佳选择，专职人员可以是医生、助产士、护士，也可以是其他非医务人员，但必须是经导乐专业培训的女性担当。导乐人员必须富有爱心和责任感；具备良好的心理素质；有良好的人际交流能力，说话轻声细语，动作轻柔，态度和蔼，能给产妇以亲切感、信赖感；通过友好的态度，良好的服务，取得产妇的好感和信任，以此支持和帮助产妇应对难以忍受的痛苦。Amy L.Gilliland（艾米·L.吉兰德）的研究表明，导乐人员应熟悉医院常规医疗程序，给产妇提供分娩相关知识，告知产程进展，分析产痛原因，提供分娩支持技能，加强产妇和医护人员间的沟通，并为产妇及其家属提供相关指导与鼓励，帮助产妇树立分娩信心。

3.规范陪伴分娩服务标准。

建立导乐服务规范，根据导乐工作性质及特点，制定导乐工作制度、工作流程、流程预案、助产士和导乐岗位职责和岗位说明书、"一对一"陪伴服务标准及服务评价标准、导乐分级培训和管理制度等，从而规范导乐服务。

4.制定导乐服务管理标准。

（1）制定导乐陪伴分娩场所的设施建设、设备配置标准，要求设施功能完好，定期检查，符合医院预防与控制感染的原则。

（2）制定导乐服务提供机构的组织管理标准，内容包括服务资质、组织架构、人力资源、入职考核、岗前培训和临床实习、各能级岗位说明书培训和绩效考核、服务对象评价及相关质量敏感指标。

（3）制定导乐服务质量标准，内容包括素质要求、必须具备的基本技能要求、继续教育要求、文书书写要求、医护评价、服务对象评价、相关质量敏感指标。

（4）制定导乐服务机构基本工作制度，内容包括导乐人员管理细则、导乐服务工作流程与规范、继续教育培训制度、突发事件的应急预案、安全管理制度、不良事件防范制度等。

（五）建立质量管理体系与长效机制（详见第六章）

1.根据导乐陪伴分娩模式开展的需求，管理委员会应对实施导乐服务的分娩医院、提供服务的助产士和导乐服务人员以及相关导乐机构，进行导乐服务质量管理。

2.医院和导乐服务机构共同牵头，定期组织召开管理委员会工作会议，分析导乐陪伴分娩服务中的问题，追踪各项制度的落实情况。

3.管理委员会执行三级督查，各级督查严格执行督查要求，并根据检查中的薄弱环节督促落实并持续改进（如图 3-3 所示）。

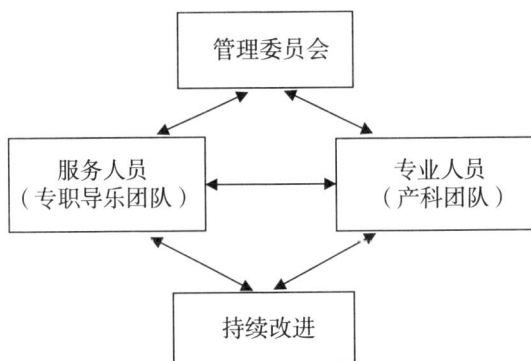

图 3-3　导乐陪伴分娩服务质量管理体系与长效机制

二、落实三级管理人员职责

（一）质量管理的分级

1.第一级导乐服务质量管理：由导乐服务人员和助产士共同组成。

2.第二级导乐服务质量管理：由产房护士长和导乐服务人员主管组成。

3.第三级导乐服务质量管理：由医疗机构与导乐服务机构组成。

（二）质量管理的团队架构

管理委员会以导乐服务质量为准绳，以提供产时服务，改善产妇分娩体验为目标，由医院产科医生、助产士和专职导乐服务人员组成，共同制定助产士、专职导乐服务人员、导乐机构三级管理职责，明确各级各类人员的工作职责、工作常规及工作流程、服务要求，并定期进行规范化培训、考核、督查、监控、评估、反馈、整改。

三级管理应倡导人性化分娩服务理念，了解产妇及其家属对服务的需求和建议，做到以服务对象需求为导向，严格落实分娩中因人而异的个性化服务，强调"一对一"和全程陪伴的服务，改善产妇及家属的分娩体验（如图3-4所示）。

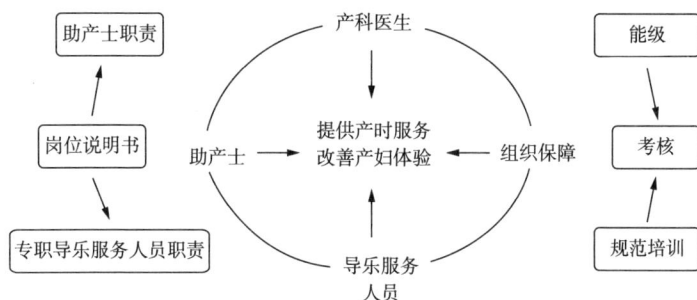

图 3-4 改善产妇分娩体验的团队架构

三、加强导乐陪伴分娩服务管理过程

服务管理的目的是规范员工的行为，转变现有的产科服务模式，积极开展"以产妇为中心"的服务活动，提供优质的陪伴分娩服务。

（一）人员管理

1.人力资源配置。

（1）根据产科规模、分娩量和服务模式合理配置导乐服务人力。

（2）专职导乐服务人员上岗须获得资格证。

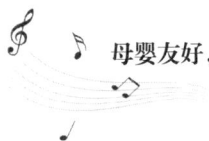

（3）采用弹性排班制，确保"一对一"和全程陪伴。

2. 职业规范。见导乐服务人员职业规范（详见第四章）。

3. 职业安全。

（1）环境安全：保持分娩室环境安静整洁、控制适宜的温湿度。根据产妇喜好调节灯光亮度，营造温馨的分娩环境。

（2）生活照护：根据产妇需求应给予相应的生活照护，促进舒适感，包括皮肤清洁、梳头更衣、饮食饮水、协助解尿排便、指导并协助产妇下床活动。

（3）安全管理：协助产妇活动时注意安全，避免跌倒或坠床。产后密切观察母婴面色、呼吸和反应以及产妇阴道出血情况，如有异常能及时识别并寻求帮助。

（4）院感控制：严格执行手卫生标准，遵守产房相关消毒隔离制度。

（5）产后访视：产后2小时与助产士共同将产妇送回病房，产后第二天和助产士共同进行访视，听取建议和意见并记录下来，持续改进服务质量。

（二）构建绩效评价机制

建立全面的绩效评价机制，通过医院各级满意度调查、产后访视、电话随访，并结合导乐陪伴分娩相关指标，评价导乐陪伴分娩服务质量，将评价结果纳入质量管理量化考核内容，对导乐服务人员实施绩效考核。

四、实施规范化培训与考核

对实施导乐分娩的助产医疗机构、导乐服务机构、产房助产士、导乐服务人员等必须进行规范化的分级分类培训，尤其是导乐服务人员必须进行岗前培训，考核合格后方可上岗。上岗后还需定期进行业务培训和技能考核，不断更新导乐陪伴分娩专业理念和知识（详见第五章）。

依据实际的临床情况及现存问题，随时调整和拓宽理论和技能培训的内容。

针对导乐服务中的薄弱环节，定期组织导乐服务规范、流程及标准等制度的培训。

定期调整各能级的考核和能级的绩效，逐步规范和提升导乐人员的服务能级。

五、夯实基础，加强监管

（一）筑牢导乐服务基础

1.开展导乐陪伴服务的相关人员和提供导乐服务的机构均应严格执行各项规章制度，定期进行自查。

2.完善导乐能级划分和有针对性的能级理论、技能培训，是科学构建专职导乐服务人才队伍，提升导乐服务质量的基础。

3.导乐人员上岗前应进行相关理论、技能学习和临床实习，培训合格后方能上岗，每年接受相关知识和技能的培训和考核，不断提升综合服务能力。

4.导乐人员在助产士的指导下工作，助产士应对导乐服务进行指导、督查，帮助导乐人员对问题进行分析和落实整改。同样，导乐人员在提供导乐服务时，对自身服务能力及时进行自我评价和总结，从而夯实导乐团队的基础建设，不断完善和提升团队的服务能级。

5.重点加强节假日、周末、夜间等薄弱时间的导乐服务人员配置与管理。

（二）加强医院内导乐陪伴分娩服务管理

1.规范管理。医院设有专门的管理机构负责开展导乐陪伴分娩服务，有保障导乐陪伴分娩质量安全管理的相关政策及措施，与第三方机构有规范合作协议（合同）。

2. 合理配置导乐人员。根据产科规模、分娩量和服务模式合理配置导乐人员，制定各能级导乐岗位职责和岗位说明书，保障导乐服务的有序开展。

3. 提供舒适分娩环境。产房具有独立、温馨的分娩室或设有保护隐私的设施。

4. 规范培训。有针对助产士和专职导乐服务人员的培训计划和方案，制定各能级导乐培训制度并落实。

5. 严格质量管理。制定导乐工作制度和流程预案，定期开展工作质量督查，落实并持续改进。

6. 建立激励机制。制定并实施开展导乐陪伴分娩服务的各种激励机制。

7. 开展导乐陪伴分娩健康教育。孕妇学校、助产士门诊等应开展基于循证的促进自然分娩、母乳喂养及专业陪伴分娩服务的相关知识教育。

（三）加强行业与卫生行政机构监督管理

导乐陪伴分娩服务目前正处于起步阶段，必须加强行业管理，规范服务标准，通过督查、检查、抽查、巡查等方法，对实施和开展导乐陪伴分娩服务的相关机构进行监督管理，形成规范化管理体系，从而促进和推动导乐陪伴分娩服务全面、有序地发展。

1. 各级助产医疗机构和导乐服务机构负责对导乐服务实施日常的监督和管理，建立健全监督考核机制。如上海在开展产科护理质量控制检查时，已经在质量控制检查的标准中特别加入了专职导乐陪伴分娩率、阴道试产转剖宫产率，并把它们作为产科质量控制的敏感指标进行考核，以切实落实推进导乐陪伴分娩服务。

2. 中国妇幼保健协会和省级妇幼保健协会建立专家队伍落实机构的考评机制，定期进行抽查和考评，充分发挥行业组织的作用，对导乐服务进行评价和指导，保障和提升母婴友好服务的总体质量。

3.组建考评专家组，由国家级或省级妇幼保健协会牵头，组织专业技术、医院管理、导乐服务管理等人员参与。

4.制定考评制度，由考评专家组定期进行质量考评，并根据考评结果对优秀者予以公示和表彰，对考核结果不合格者进行整改，重新评估符合要求后方可开展工作。

第四章　导乐陪伴分娩服务的标准和规范

课程要点

1. 专职导乐人员的准入标准

2. 专职导乐人员的职业规范要求

3. 导乐陪伴分娩的服务规范要求

4. 专职导乐的分级及管理要求

课程时间安排

1. 讲课（90分钟）

2. 小组讨论（30分钟）

建立导乐陪伴分娩服务的标准和规范是开展导乐陪伴分娩服务的基础，完善导乐能级划分和有针对性的能级理论、技能培训，是科学构建专职专业导乐服务人才队伍，提升导乐服务质量的保障。

一、专职导乐人员的准入标准

（一）基本标准

1. 接受9年义务教育的初中及以上学历者，并且具备勤奋好学、刻苦钻研的素质。

2. 热爱母婴服务工作，爱岗敬业，有爱心、同情心与责任心，有意向从事导乐陪伴分娩服务，经过导乐陪伴分娩规范培训及临床实习，并通过理论与实习考核，获得专业能力证书。

3. 具有良好的人际交流、沟通技巧及适应能力，在导乐陪伴分娩过程中能进行有效指导。

4. 具有一定书写能力，能按要求填写必要的工作记录。

5. 陪伴时态度和蔼，动作轻柔，能给予产妇及其家属信任感、安全感。

（二）技术标准

1. 知识：了解导乐陪伴分娩的意义，掌握分娩过程中产妇在各阶段的心理变化和需求，以便做好相应的人文关怀；掌握陪伴分娩时涉及的消毒隔离、职业防护知识及技能；掌握妊娠与分娩、营养、母乳喂养和分娩镇痛等相关知识。

2. 适宜技术：掌握导乐陪伴分娩时的人际交流技巧，以及呼吸放松、按摩、穴位按压、水疗、音乐、体位与运动、热敷与冷敷、芳香疗法等技术的应用。

（三）上岗标准

1. 岗前培训：导乐人员在独立上岗工作之前，必须先在医院实习一个月，其间在专业导乐人员或有经验的助产士指导下完成 10 例陪伴分娩服务，并通过考核。

2. 持证上岗：专职导乐人员须持证上岗。通过培训考核后获得导乐资格证并经医院审核通过，方可上岗，导乐资格证复印件需交由医院保存。

二、专职导乐人员的职业规范

（一）着装规范

1. 上班期间应统一着装，并保持工作服整洁、无破损，按要求正确佩戴工作牌。

2. 仪容仪表整洁，头发应束起，包裹于工作帽中，不得外露。

3. 不得浓妆艳抹，不得佩戴首饰。

4. 保持手指甲干净、修剪整齐，不得留长指甲及涂抹指甲油。

5. 保持口腔清洁，工作前忌食葱、蒜等有刺激性气味的食物。

（二）行为规范

1. 根据服务对象的不同，使用得体的称呼。

2. 跟产妇交谈需轻声细语，态度亲切、诚恳，面带微笑，不能心不在焉，反应冷漠。

3. 遵守医院及科室的规章制度，进入产房手机应调至静音，严禁大声喧哗及嬉戏打闹，工作期间严禁打私人电话、聊天、玩手机及做与工作无关的事情。

4. 严格执行手卫生标准，遵守产房中相关的消毒隔离规定。

5. 尊重产妇隐私，不得向他人透露产妇的相关情况，不得私下议论产妇病情。

6. 指导产妇保持心情愉快和放松，如遇产妇产程进展不顺利，应以乐观积极的心态去引导产妇。

7. 动作轻柔，举止从容，非特殊紧急情况，不允许在产房内奔跑。

8. 原则上工作期间不允许让产妇独处，如需用餐或如厕，可请求同班导乐人员协助，并向产妇和助产士说明情况。

9. 禁止随意翻动产妇私人物品、翻阅医院内部资料及随意取用医院内部物品，如确属工作需要，应事先征得对方同意，使用完毕后应及时整理好并物归原处。

10. 导乐专用设备工具应放置整齐，使用完毕后应做好清洁消毒工作，物归原处，不可随意乱丢乱放。导乐人员交接班时也应做好相关物品的交接工作，物品遗失需承担赔偿责任。

11. 不允许导乐人员将个人食物带入产房，如需进餐可在员工休息室进餐，进餐完毕后须收拾垃圾、清理桌面并进行个人清洁后方可再进入产房。

12.严禁向产妇及其家属索要、收取红包、礼品，以及向产妇及其家属推销导乐工作范围之外的其他项目。

（三）工作规范

在陪伴分娩服务过程中，导乐人员不参与任何医疗和护理工作，不给产妇任何有关医疗问题的指导，不动用医疗设备。导乐人员提供的是持续的、"以产妇为中心"的身体照护和情感支持，包括：

1.分娩前提供信息指导，包括产程的时间，放松和减痛技巧，医院的规章制度等。

2.分娩过程中为产妇提供持续性照护。

3.为产妇提供生理支持，如，可选择的体位，鼓励液体摄入，避免食易产气食物，及时帮助如厕，给予冷热敷、按摩等舒缓服务。

4.为产妇提供与其文化相符合的情感支持。

5.为参与分娩过程的产妇丈夫或其他家属提供支持。

6.为产妇营造舒适、保护隐私的分娩环境。

三、专职导乐陪伴分娩的服务规范

（一）第一产程工作规范

1.自我介绍：专职导乐人员要在第一次与产妇见面时详细介绍导乐人员的工作职责、服务范围，以免引起不必要的纠纷。

2.环境介绍：主动向产妇及其家属介绍分娩室环境，帮助产妇及其家属尽快适应环境，减轻紧张情绪。

3.产程介绍：向产妇及其家属介绍第一产程的时间和过程，如有医务人员检查，导乐人员可协助讲解工作流程，并根据检查结果告知产程进展，安抚产妇，使产妇安心。

4. 帮助和指导产妇活动：如产妇身体情况允许，经医护人员评估同意，导乐人员可给予产妇活动及自由体位的建议，并陪伴或搀扶产妇走动，注意劳逸结合，保存体力。

5. 提供非药物镇痛方法：给产妇提供减轻疼痛的方法并帮助实施。导乐人员可根据产妇疼痛的程度和部位，为产妇提供各种非药物镇痛方法（如自由体位、按摩、分娩球、芳香疗法、水疗等减痛方法），帮助产妇找到合适的减痛方法。

6. 生活照顾：鼓励产妇进食、进水，告知排尿的重要性并定时督促产妇排尿，协助产妇整理头发，产程中产妇出汗，导乐人员应及时为产妇擦汗、更换衣服等，保持床单整洁，保证产妇感到整洁舒适。

7. 关注准爸爸：如准爸爸陪伴妻子分娩，导乐人员也要给予关注，要指导并鼓励他参与照顾产妇的活动。

8. 鼓励产妇自己作出决定：确保产妇明白自己的选择，支持产妇的分娩计划与想法，必要时解释相关医学术语。

（二）第二产程工作规范

1. 导乐人员应陪伴产妇，实施贴心服务，在宫缩间歇提醒产妇少量喝水，帮助产妇擦汗，放松休息，为产妇下次用力作准备。

2. 根据需要鼓励产妇，支持与协助产妇自主用力。

3. 婴儿娩出后，向产妇表示祝贺。

（三）第三、四产程工作规范

1. 母婴之间进行早期肌肤接触时，解释早接触、早吸吮的重要性，协助产妇抱好新生儿，注意观察新生儿的肤色有无异常，避免新生儿堵住鼻子，发生缺氧事故，保护母婴安全。

2. 及时发现产妇异常情况，倾听产妇的诉求，鼓励帮助产妇进食、进水。

3. 帮助产妇清洁、更衣，必要时协助产妇排尿。

4. 产后 2 小时与产房助产士共同将产妇送出产房。

5. 在产妇住院期间，导乐人员可再次访视，共同回忆分娩过程，对产妇分娩期间表现出的坚强给予赞扬，鼓励产妇母乳喂养，并给予必要的指导。

四、专职导乐人员的分级管理

为了提高专职导乐人员的服务质量，稳定导乐人员队伍，增强导乐人员职业吸引力，根据不同层次的导乐人员，实施分级管理，提高培训效率，提升整个团队的服务能级。根据全国不同专职导乐服务机构的经验，我们将导乐人员的职业分为 6 个层级。

（一）实习导乐

符合专职导乐人员准入标准，经过导乐人员规范化培训 40 课时和临床实习 2 周，通过考试并获得导乐培训合格证书。

（二）助理导乐

符合实习导乐标准，从事导乐服务工作 ≥ 0.5 年，独立完成 ≥ 25 例导乐服务，完成每年导乐专项培训不少于 16 课时，满意度（包括助产士、导乐人员、产妇的评分）≥ 95%。

（三）初级导乐

具备助理导乐资格，从事导乐服务工作 ≥ 3 年，独立完成 ≥ 200 例导乐服务，完成每年导乐专项培训不少于 16 课时，满意度（包括助产士、导乐人员、产妇的评分）≥ 95%。

（四）中级导乐

具备初级导乐资格，从事导乐服务工作 ≥ 5 年，独立完成 ≥ 400 例导乐服务，完成每年导乐专项培训不少于 16 课时，承担实习、助理导乐的临床带教、理论培训、临床考核，满意度（包括助产士、导乐人员、产妇的评分）≥ 95%。

（五）高级导乐

具备中级导乐资格，本科及以上学历，从事导乐服务工作 ≥ 7 年，独立完成 ≥ 600 例导乐服务，完成每年导乐专项培训不少于 18 课时，承担初级、中级导乐的临床带教、理论培训、临床考核，负责各级实习、助理、初级、中级导乐晋级考核、质量管理与绩效考核，满意度（包括助产士、导乐人员、产妇的评分）≥ 95%。

（六）特级导乐

具备高级导乐资格，本科及以上学历，从事导乐服务工作 ≥ 9 年，独立完成 ≥ 600 例导乐服务，完成每年导乐专项培训不少于 18 课时，承担各级导乐的管理，负责修订和完善相关规章制度和规范，并对导乐服务进行整体质量控制管理，制订导乐人员职业规划，为提升产妇分娩体验提出导乐服务模式创新项目，并能应用于临床实践，满意度（包括医院、导乐机构、助产士、导乐人员、产妇的评分）≥ 95%。

第五章　导乐陪伴分娩服务的培训大纲

课程要点

1. 导乐陪伴分娩服务培训的总体要求
2. 导乐陪伴分娩服务培训的架构与对象
3. 导乐陪伴分娩服务培训的方式与具体要求
4. 不同层级人员的分类培训
5. 专职导乐人员培训后考核及培训质量评估

课程时间安排

1. 讲课（90 分钟）
2. 课堂讨论（30 分钟）
3. 课后作业：课程设计教案（60 分钟）

对开展导乐陪伴分娩服务的人员进行规范化、专业化、分层分类的培训，依据实际的临床情况及现存问题，随时调整和拓宽理论和技能培训的内容，不断提升导乐人员的服务能力，是保障导乐分娩服务开展的坚实基础。

一、培训总体目标

开展导乐陪伴分娩服务管理培训旨在贯彻导乐陪伴服务的理念，实现导乐服务的目标，通过规范化、标准化、系统化的培训，培养和建立

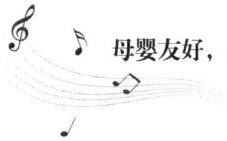

一支有足够的知识、能力和技能的高质量、专业的导乐服务人才队伍，提升导乐服务的整体能级，为开展导乐陪伴分娩服务提供优质的人才储备，促进导乐陪伴分娩服务的健康发展。

明确"母婴友好，导乐陪伴分娩"项目的目的和意义。

明确导乐陪伴分娩服务相关的各级各类人员准入标准、职业规范与分级管理，提升导乐服务人员能级，建立一支专业化的导乐服务团队。

掌握导乐陪伴分娩服务质量管理体系的构建，如导乐三级服务网络管理机制的建立，人力资源配置、培训、绩效考核等，保障导乐服务规范化、专业化、系统化。

掌握导乐服务质量评价体系的内容，如相关质量的敏感指标的意义、计算与管理方法，并能够将敏感指标和质量控制方法运用在持续的质量改进中，取得显著效果。

二、培训架构与对象

导乐培训的对象，不仅仅局限于开展导乐陪伴分娩服务的导乐人员，而是基于三级服务管理网络，涉及整个导乐陪伴分娩服务每个环节的相关人员，其中包括：各级妇幼保健协会领导及相关工作人员；医院领导、产科主任、产房护士长及助产士；导乐服务机构及相关工作人员；各级导乐管理人员及专职导乐服务人员。

三、培训方式与方法

（一）培训方式

采取理论知识培训与临床实践相结合的方式。

（二）培训方法

根据不同对象和培训目标采用理论讲授、实践操作、小组讨论、情景模拟、案例分享及现场观摩等教学方法。

（三）培训安排

1. 课程安排：根据不同对象和类别，按照教学大纲编排教学课程日历，课程的开展必须按照既定的教学日历进行。

2. 教学工具：培训前准备相关的培训资料、仪器设备、示教所需的教具、文具等。

3. 场所安排：理论课程需要准备合适的教室，临床实践课程应该在助产医疗机构中进行，以保障学员能够尽可能多地观摩和练习相关技能。

4. 学员管理：每次培训要控制合理的人员数量，必须选派专人作为每次培训的班主任来承担学员的组织和管理，以保障培训的有序进行。

5. 教师管理：授课老师安排合理，授课内容符合培训的要求，并且起码要集体备课一次。

6. 考核安排：按照培训大纲要求，进行理论、技能及临床实践的考核，严格执行考试制度，记录考试成绩。

（四）档案管理

建立培训档案，对每次培训的相关资料，如课程日历、学员信息、考核情况、满意度调查等均需要规范记录和存档。

四、分类分层培训

分类分层培训是根据不同层次、不同类别的培训对象，实施有针对性的培训，从而提高培训效率和培训质量，提升整个团队的服务能级，实现合理的人才储备架构。分类分层的培训主要体现在培训大纲与内容的组织编排上，必须根据不同层级、不同类别人员的情况，制定相应的课程目标、课程内容以及培训后应达到的知识、技能要求，并使其能够运用在实际的工作中，获得有效的培训效果。

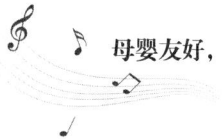

（一）导乐管理人员培训

1.培训目标。

（1）使开展导乐服务机构及管理人员（如助产医疗机构的护理部、产房护士长、导乐相关机构的负责人和管理人员）深入理解开展导乐陪伴分娩服务的背景、目的、意义与必要性。

（2）能够掌握导乐服务矩阵式三级管理模式，建立健全相关制度、流程、规范、标准。

（3）正确运用各种管理方法对导乐陪伴分娩服务进行整链式的有效管理。

（4）对开展导乐服务的人员进行规范化培训，不断优化现有的产科服务模式，从而整体提升围产期保健服务质量。

2.培训内容。

（1）创建母婴友好医院的意义、目的、标准和要求，以及目前围产服务发展战略和模式。

（2）开展导乐陪伴分娩服务的基本要求：包括人力资源配置、准入标准、服务规范。

（3）导乐陪伴分娩服务中相关质量指标的建立、内涵及意义。

（4）导乐陪伴分娩服务中相关质量指标的计算方法及实际应用。

（5）导乐陪伴分娩服务质量控制方法与持续改进要求。

（6）导乐人员的分级管理与绩效考核要求。

3.培训方式：理论授课、案例分析、小组讨论、专家工作坊等。

4.培训课时：6课时。

5.培训要求如表5-1所示。

表 5–1　导乐管理人员培训要求

项　目	要　求
知识	1. 了解创建母婴友好医院的目的、意义、标准与要求 2. 掌握开展导乐陪伴分娩服务的基本要求 3. 理解导乐陪伴分娩服务质量控制中的相关指标要求与计算方法 4. 掌握导乐人员分级管理的要求及相应的绩效考核办法
技能	1. 在创建母婴友好医院中制定相应的服务标准和要求 2. 能列出导乐陪伴分娩服务相关质量控制指标并正确使用 3. 能制定导乐分级管理与绩效考核制度
运用	1. 制定导乐陪伴分娩服务质量控制标准和相关制度 2. 定期开展导乐陪伴分娩服务质量督查，并持续改进 3. 实施导乐分级管理及绩效考核办法

（二）助产士培训

1. 培训目标。

（1）使助产士深入理解开展导乐服务对提升助产质量的重要意义。

（2）明确导乐陪伴分娩服务过程中助产士和导乐人员的不同岗位职责要求。

（3）对导乐人员进行专业的指导和质量控制。

（4）与导乐人员形成工作合作伙伴，共同为产妇及其家属提供积极、美好的分娩体验。

2. 培训内容。

（1）导乐陪伴分娩与围产服务发展战略和模式的关系。

（2）助产士在导乐陪伴分娩服务中的角色定位与岗位职责。

（3）导乐陪伴分娩服务中的关键技术要点和注意事项。

（4）导乐陪伴分娩服务中相关质量指标的建立与意义。

（5）导乐陪伴分娩服务质量控制方法与持续改进要求。

3. 培训方式：理论授课、案例分析、专家工作坊等。

4. 培训课时：6 课时。

5. 培训要求如表 5–2 所示。

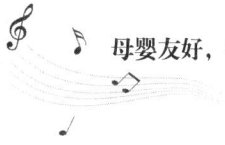

表 5-2　助产士管理培训要求

项　目	要　求
知识	1. 理解导乐陪伴分娩服务与助产服务发展的关系 2. 掌握导乐陪伴分娩服务中的关键技术要点与注意事项 3. 了解导乐陪伴分娩服务与助产服务相关的质量控制指标和考核方法
技能	1. 能在导乐陪伴分娩服务过程中对导乐人员进行技术指导 2. 能列出导乐陪伴分娩服务相关的质量控制指标 3. 能列出导乐人员分级管理要求和考核方法
运用	1. 能承担导乐陪伴分娩服务技术指导 2. 能参与导乐陪伴分娩服务质量督查 3. 能参与导乐人员分级管理和考核

（三）导乐人员培训

1. 培训目标。

（1）使导乐人员深刻理解导乐服务的前景、意义，以及"以产妇为中心"的人性化服务理念。

（2）掌握分娩与产后的相关生理、心理知识和适宜技术，创造舒适、温馨的分娩环境。

（3）为产妇及其家属提供具有人文关怀的、积极的分娩支持，改善产妇分娩体验，成为促进自然分娩、保障母婴安全团队中重要的一员。

2. 培训内容。

（1）职业素质。

①导乐陪伴分娩服务的定义、进展与现状、意义。

②导乐人员准入标准、岗位说明书、职业规范、服务规范、分级管理。

③如何在助产士指导下实施导乐陪伴服务。

（2）基础知识。正常分娩生理、分娩机转、分娩疼痛与分娩镇痛的机理与镇痛管理原理、常见的妊娠合并症与并发症等。

（3）适宜技术。

①生活照护方法：身体清洁、更换衣物、如厕方法、协助进食等。

② 非药物镇痛方法：呼吸减痛分娩法、自由体位活动（包括待产时体位、分娩期体位）、分娩球的使用、按摩、穴位按压、芳香疗法、水疗、音乐、热敷与冷敷以及母乳喂养指导等。

（4）实践综合能力：产妇及新生儿常见异常情况识别、紧急突发事件的应对等。

（5）健康教育：分娩期饮食、运动、产前配合、母乳喂养、新生儿护理等。

（6）人文关怀：人际沟通技巧等。

3.培训方式。理论授课、实践操作、案例分析、小组讨论、专家工作坊等。

4.培训课时。

（1）实习导乐，理论培训 40 课时，临床实习 2 周。

（2）助理导乐、初级导乐、中级导乐，每年 16 课时。

（3）高级导乐、特级导乐，每年 18 课时。

5.培训要求。

导乐培训采取的是分级培训的模式，导乐人员只有完成前一级的培训并通过考核合格后方可进入下一级的培训，相关内容参见表 5-3。

（1）实习导乐培训［见附录（四）、附录（五）］。

即导乐人员的岗前培训，通过培训，初步掌握开展导乐服务所需要的知识和技能，能够在带教老师的指导下正确开展导乐陪伴分娩服务。

表 5-3 实习导乐培训要求

项　　目	要　　求
知识	1.明确导乐服务的意义、目的 2.明确各级导乐的准入标准、晋级要求和绩效考核办法 3.掌握各类导乐服务规章制度及质量控制要求 4.掌握正常分娩生理知识 5.了解分娩机转、分娩疼痛与分娩镇痛的机理和镇痛管理原理 6.掌握与产房相关的消毒隔离制度和要求 7.掌握导乐相关文书书写要求 8.掌握导乐服务中的人际交流技巧 9.掌握母乳喂养的重要意义和关键适宜技术

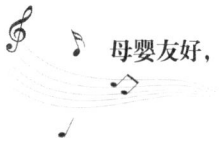

续表

项　目	要　求
技能	1. 能实施各类生活照护操作 2. 能实施各种非药物镇痛方法 3. 能实施母乳喂养指导 4. 能进行分娩、产后相关健康教育 5. 能实施消毒隔离相关操作
运用	1. 在陪伴分娩时能为产妇进行各类生活护理 2. 能够为产妇实施非药物镇痛方法 3. 能为分娩后的产妇进行早期肌肤接触和母乳喂养指导 4. 在陪伴过程中进行相关健康教育 5. 能正确在产房中实施消毒隔离措施 6. 能正确记录和书写导乐陪伴分娩服务相关文书 7. 能熟练运用人际交流技巧开展导乐陪伴分娩服务

（2）助理导乐培训。

通过培训，巩固正常分娩的相关知识和技能，在此基础上能够学会识别母婴异常情况，以及与助产士、医师的合作，相关内容参见表5-4。

表5-4　助理导乐培训要求

项　目	要　求
知识	1. 了解妊娠及产后生理知识 2. 掌握常见异常情况（主要指母亲、婴儿） 3. 了解常见的妊娠合并症与并发症
技能	1. 能识别常见异常情况（主要指母亲、婴儿） 2. 能熟练使用各类非药物镇痛方法 3. 能熟练进行母乳喂养指导
运用	1. 在陪伴分娩时能识别异常情况（主要指母亲、婴儿）并及时报告助产士、产科医师 2. 能根据产妇不同情况为其实施非药物镇痛方法 3. 能根据产妇的不同情况进行健康教育 4. 能根据产妇的不同情况进行早期肌肤接触和母乳喂养指导

（3）初级导乐培训。

通过培训，能开展覆盖面更广的健康教育，可以承担有妊娠合并症与并发症等异常情况的产妇陪伴分娩服务工作，以及具备初步的导乐服务临床带教能力，相关培训要求参见表5-5。

表 5-5　初级导乐培训要求

项　目	要　求
知识	1. 了解妊娠合并症与并发症陪伴分娩服务要点 2. 了解孕产期产妇的心理特点 3. 掌握孕产期营养要点 4. 掌握孕产期健康知识
技能	1. 掌握导乐服务临床带教方法 2. 能讲解孕产期健康教育内容
运用	1. 能陪伴有妊娠合并症与并发症的产妇进行分娩，并掌握陪伴要点 2. 能在产前和产后对产妇进行相关的健康教育 3. 能实施一级导乐人员的临床带教工作

（4）中级导乐培训。

通过培训，能担任特殊产妇的陪伴分娩服务工作，具备进一步的教学能力，并具备参与导乐服务人力资源管理与导乐服务质量控制管理的能力。相关培训要求参见表 5-6。

表 5-6　中级导乐培训要求

项　目	要　求
知识	1. 特殊产妇的陪伴分娩服务要点 2. 掌握导乐服务教学培训的方法（操作、理论、考核） 3. 了解导乐服务质量管理体系的建立、检测和评估方法 4. 了解人员配置、合理排班、工作量计算、绩效考核、晋级考核方法等
技能	1. 能制订教学培训计划和考核计划 2. 能参与制定质量控制管理制度和方案
运用	1. 能承担特殊产妇的陪伴分娩 2. 能根据本单位情况合理配置导乐人员和合理计算导乐人员的工作量 3. 参与导乐质量控制管理督查 4. 参与绩效考核方案的制订和导乐晋级考核

（5）高级导乐培训。

通过培训，进一步提升教学培训能力，具备组织实施导乐陪伴分娩服务质量控制管理和导乐服务人力资源管理能力。相关培训要求参见表 5-7。

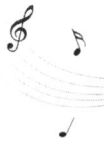

表 5-7 高级导乐培训要求

项 目	要 求
知识	1. 掌握导乐服务质量管理体系的建立、检测和评估方法 2. 掌握重点风险、安全防范管控要点与方法 3. 掌握不良事件的管理方法 4. 掌握导乐人员分级管理的要求及相应的绩效考核方法
技能	1. 能列出导乐服务相关指标并正确计算 2. 能制订导乐分级管理与绩效考核方案
运用	1. 制定导乐服务质量控制标准和相关制度 2. 定期开展导乐服务质量督查，并持续改进 3. 实施符合本单位的导乐分级管理及绩效考核

（6）特级导乐培训。

通过培训，了解目前国家和国际上在妇幼保健领域方面的最新工作目标和要求，能够承担导乐行业服务标准、指南等的制定，引领和规范行业发展。相关培训要求参见表 5-8。

表 5-8 特级导乐培训要求

项 目	要 求
知识	1. 掌握妇幼保健相关政策 2. 掌握课题申报与论文撰写技巧
技能	1. 能参与制定围产服务发展模式 2. 能完成相关课题项目的申报与科研论文撰写
运用	1. 能有效提升导乐陪伴分娩服务人员队伍能级 2. 能不断优化和创新导乐陪伴服务模式 3. 能不断推动导乐陪伴分娩服务的发展

（四）导乐人员师资培训

1. 培训目标。

培养一支既具备扎实的围产期专业知识和丰富的临床实践技能，又具备有效开展导乐规范化培训能力的高素质的导乐培训师资团队。通过培训，储备一批专业能力强，掌握导乐人员培训标准、培训要求，胜任导乐指导带教工作，规范指导带教行为的师资队伍，培养一批热爱导乐职业的专业人员。

（1）使承担导乐服务培训工作的人员，深入理解开展导乐服务培训的意义与目的。

（2）学习导乐服务培训的课程设计规划与教学方法。

（3）掌握导乐人员的分级标准以及各层级的培训要求，并能够对各层级导乐人员开展培训及晋级考核。

2. 培训内容。

（1）创建母婴友好医院的意义和目的。

（2）围产服务发展战略与模式。

（3）导乐服务中相关质量指标的建立、内涵和意义、计算方法及实际应用。

（4）各级导乐人员的准入与分级标准、服务规范。

（5）导乐服务培训的课程规划、课程设置与评估。

（6）各级导乐人员培训的要求、培训方法。

（7）各级导乐人员的分级管理与晋级考核。

3. 培训方式：理论授课、情景演练、案例分析、小组讨论、专家工作坊等。

4. 培训课时：20 课时。

5. 培训要求如表 5-9 所示。

表 5-9 导乐人员师资培训要求

项　目	要　求
知识	1. 创建母婴友好医院的意义和目的 2. 围产保健服务发展战略与模式 3. 了解导乐服务中相关质量指标的建立、内涵和意义、计算方法及实际应用 4. 掌握各级导乐人员的分级管理要求和晋级考核 5. 掌握各级导乐人员的培训要求和方法
技能	1. 能制订不同层级导乐服务培训的课程规划 2. 能制定不同层级导乐人员的晋级考核方法
运用	1. 能根据不同导乐层级制订培训计划及方案 2. 能有效开展实施导乐晋级的理论和技术考核

五、考核方法与质量评估

（一）考核形式

1. 理论考试：基础理论、基础知识，如导乐服务规范、医院感染知识、妊娠与分娩相关知识等。

2. 操作考核：非药物镇痛方法，如分娩球的使用、按摩技术、自由体位运用、冷热敷、拉玛泽呼吸、早期肌肤接触等。

3. 案例分析：特殊的、典型的导乐分娩服务案例。

4. 情景演练：常见紧急情况与突发事件的应对等。

5. 小组作业：相关新知识、新进展等。

6. 学习报告：导乐服务中的质量考核评价、人际沟通、人文关怀等。

7. 授课试讲：对需要开展的授课内容进行试讲。

（二）考核办法

考核办法可根据不同的培训层级和培训对象，通过各种形式进行。

1. 导乐管理人员：学习报告、学习总结等。

2. 助产士培训：案例分析、情景演练等。

3. 专职导乐：实习导乐、初级导乐多采用理论考核、操作考核、案例分析等；中、高级导乐多采用案例分析、小组作业、学习报告等。

4. 导乐师资：学习报告、案例分析、小组作业、授课试讲等。

（三）质量评估

培训质量评估是整个培训过程中不可或缺的重要环节。培训评估是指在组织培训之后，采用科学的理论、方法和程序，从培训项目中收集数据，并将其与培训的目标和需求结合起来，其最终目的就是检验培训的效果。良好的培训质量评估系统体现在工作分析、岗位说明、绩效标准等各项管理流程中，通过优质的培训，不断提升相关人员的服务能级，使导乐服务模式进入良性循环。

评估培训效果的工具，最经典的就是柯氏四级培训评估模型。该评估方法是由国际著名学者威斯康星大学教授唐纳德·L.柯克帕特里1956年提出的。柯氏把评估分为反应、学习、行为和成果四个层级。根据不同的层级，评估的内容、方法以及评估时间和评估的主体，都有所区别，具体见表5-10。

表 5-10　导乐人员培训质量评估表

层次	评估内容	评估方法	评估时间	评估主体
反应评估	学员对培训课程、培训老师的满意度	问卷调查、访谈、座谈	课程结束后	培训部门
学习评估	学员对培训内容的掌握，从培训课程中掌握了什么	理论考试、操作考试、心得体会等	课程进行时课程结束后	培训部门
行为评估	通过培训，学员的实践能力是否发生变化	问卷调查、行为观察、360度评估、质量考核、绩效评估	三个月半年后	产房护理部
成果评估	培训对整个项目的影响和作用	质量考核、绩效评估、事故率、成本、收益	半年一年后	医院导乐服务机构

第六章　导乐陪伴分娩服务质量管理

课程要点

1. 开展导乐陪伴分娩服务质量管理的意义
2. 导乐陪伴分娩服务质量管理的内容与特点
3. 导乐陪伴分娩服务质量管理评价体系的内容
4. 导乐陪伴分娩服务质量管理的敏感指标
5. 开展导乐陪伴分娩服务质量管理与持续改进的方法

课程时间安排

1. 讲课（120 分钟）
2. 课堂讨论（30 分钟）
3. 案例分析（60 分钟）

开展导乐服务质量控制是为了进一步加强导乐陪伴分娩服务质量管理，规范导乐服务过程，促进导乐服务的标准化、同质化，保障母婴安全，提高产妇及其家属的满意度和幸福感。

一、质量管理的意义与定义

（一）质量管理的意义

为全面实现《联合国 2030 年可持续发展议程》，使全球每一个妇女、儿童和青少年，都能享受到最高且可实现的健康和发展的权利，国际社会首次将产妇的满意度和"获得积极的分娩体验"作为衡量孕产期保健服务水平的标准，并组织大量的循证研究证实了"以产妇为中心"，提供全方位生理和情感支持，"一对一"连续全程导乐陪伴分娩服务，可以让产妇获得"自然、安全、自尊和自主"的分娩体验。

国家卫生健康委员会2021年10月颁布的《母婴安全行动提升计划（2021—2025年）》提出，促进安全舒适分娩，营造温馨、舒适的产房环境，提供"以产妇为中心"的人性化分娩服务，规范开展专业陪伴分娩等非药物镇痛服务，鼓励开展药物镇痛分娩服务，切实改善产科住院条件，提升产妇及其家属的幸福感和满意度。不断提高导乐分娩服务的质量是保证母婴安全、提升产妇"积极分娩体验"和满意度的关键。

（二）质量管理的定义

狭义的质量指的是产品质量，广义的质量除产品的质量之外，还包括过程质量和服务质量。因此可以说，质量就是产品、过程或服务满足规定要求的优劣程度。

对于导乐陪伴分娩服务来说，服务质量就是指能满足被服务者需求的总和。导乐服务不仅仅看是否完成了"按摩""使用分娩球""水疗"等规定动作，还要衡量产妇分娩过程中的非医疗干预程度，是否涵盖了整个导乐服务全过程的各个环节，特别是服务对象——产妇及其家属的满意度等多个方面。因此，对于导乐陪伴分娩服务质量的管理，不管是对医院的管理者、专业导乐机构的管理者，还是对产科主任、产房护士长都是一个很重要的工作内容，也是一个挑战。

二、导乐陪伴分娩服务质量管理的特点

（一）管理内容构成的综合性

导乐陪伴分娩服务发生在整个分娩过程。在每个产程中，每个产妇面临的问题和需求都各不相同，导乐陪伴分娩服务的内容也不可能一成

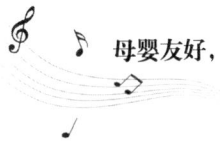

不变。因此，衡量服务质量的标准也必须是综合的和因人而异的。

（二）评价的主观性和一次性

由于每个产妇的妊娠过程、生理条件、分娩过程、个人的文化背景、家庭的经济状况等千差万别，而且每个产妇对同一个导乐的评价也是不一样的，经常带有主观性，因此在衡量服务质量时需要制定一些容易测量和评估的客观标准。

（三）质量管理内容的关联性

服务过程的管理和一个工业产品的管理是不一样的，管理的指标之间、定量指标和定性指标之间都有很强的关联性。

（四）导乐分娩服务质量管理的过程

导乐分娩服务质量管理过程包括以下 5 个部分。

1. 基于导乐工作目标制订计划。

2. 实施计划。

3. 评估实施过程。

4. 通过评估结果进行反馈。

5. 制订再一轮的改善计划、实施计划、评估，以保障导乐分娩服务目标的实现。

通过这样的良性循环过程，会不断提升导乐服务质量。

（五）导乐陪伴分娩服务质量管理的意义

1. 产妇获得"积极的分娩体验"，提升产妇及其家属的幸福感和满意度，改善医患关系。

2. 促进产科服务模式的改变，提高产科服务质量。

3. 增强医疗机构的竞争能力，增加医院的经济效益。

4. 提高医院和专业导乐机构管理者的水平。

三、建立科学的质量评价体系

建立一套科学、实用的导乐陪伴分娩服务质量评价体系，对于推动和形成良性发展的导乐服务模式与监督机制，探索搭建助产机构与第三方共管平台，促进导乐陪伴分娩服务模式质量持续提升，具有重要的意义。质量评价指标是评价体系中最重要的组成部分，会直接影响评价的科学性、全面性、真实性和可靠性，管理者通过指标值的优劣可以直观判断行动有没有偏离目标。项目基于结构—过程—结果三维质量评价模式构建质量评价体系（如图 6-1 所示）。

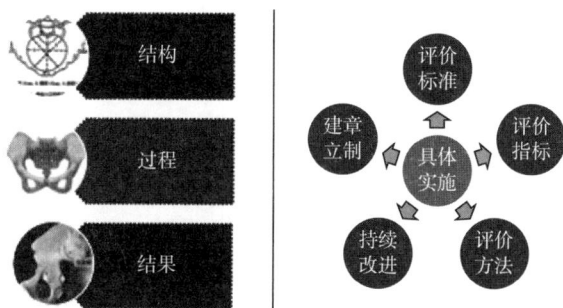

图 6-1　三维质量结构模式

（一）结构评价

结果评价模型见表 6-1。

表 6-1　结构评价模型

一级条目	二级条目	评价方法	评价标准
人力资源	服务人员仪表端庄，着装整洁，态度和蔼，挂牌上岗	现场查看	服务人员仪表仪容符合要求
	有专职导乐人员，且须经规范培训考核并获得导乐培训相关证书，经医院审核通过，方可持证上岗，并向医院提交培训证书复印件，存档	查看资格证复印件及其有效期	人员资质符合要求
	根据产科规模、分娩量和服务模式合理配置导乐人力	随机抽查导乐人员排班和分娩记录	人员配置合理

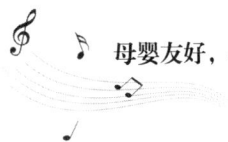

续表

一级条目	二级条目	评价方法	评价标准
制度规范	制定助产士、导乐陪伴分娩工作制度、流程预案和工作常规	1. 现场查阅相关制度及资料 2. 访谈助产士、导乐人员，倾听他们对工作岗位和工作规范的陈述 3. 查看相关督查记录	1. 有完整的导乐陪伴分娩相关工作制度、流程预案和工作常规，并具有可行性 2. 导乐人员知晓工作岗位职责和规范 3. 有定期督查记录，并有持续改进措施
	制定"一对一"陪伴服务标准和服务质量评价标准		
	制定助产士、导乐服务岗位职责和岗位说明书		
	制定各能级导乐服务培训和管理制度		
环境设备	产房具有独立温馨的分娩室或配有保护隐私的设施	现场查看	符合要求
	产房具有开展非药物镇痛服务的相关设备	现场查看	符合要求

（二）过程评价

过程评价模型见表6-2。

表6-2　过程评价模型

一级条目	二级条目	评价方法	评价标准
产程中的导乐服务	给予全程"一对一"导乐陪伴服务，导乐人员尊重并保护产妇隐私，语言温和专业，给予产妇人文关怀	访谈产妇	符合要求
	为产妇及其家属介绍产房环境、介绍各产程的过程和注意事项	访谈产妇及其家属	产妇及其家属能反馈所介绍内容
	教会家属科学帮助产妇，让家属清楚认识自己的角色与作用，并积极配合助产人员，鼓励、安慰、支持产妇	访谈家属	家属能配合助产人员鼓励、帮助产妇
	为产妇营造良好的分娩环境，保持产房适宜温湿度，根据产妇喜好调节灯光亮度	现场查看	分娩环境符合要求
	为产妇提供生活照护，包括皮肤清洁、梳头更衣、饮食饮水、协助排尿排便、指导产妇下床活动并预防跌倒	访谈产妇	生活照护符合要求，提升产妇分娩舒适感
	为产妇提供非药物镇痛方法并帮助实施，包括分娩球、音乐放松、自由体位、按摩、冷热敷、拉玛泽呼吸、水疗等	访谈产妇	为符合条件的产妇提供非药物镇痛方法，如鼓励并协助产妇采取自由体位等

一级条目	二级条目	评价方法	评价标准
产程中的导乐服务	严格执行手卫生标准，遵守产房中相关消毒隔离要求	现场抽1名导乐人员执行手卫生，并回答相关消毒隔离要求	符合手卫生和消毒隔离要求
	能解释早接触、早吸吮的重要性，协助做好新生儿早接触和早吸吮	现场查看并查阅助产士的分娩记录	正常新生儿出生后即刻进行母婴皮肤接触和早吸吮90分钟并有记录
	关注母婴面色、呼吸和反应以及产妇阴道出血情况，能够识别紧急情况，如产妇阴道出血、面色苍白、冷汗、口唇发绀等，并寻求帮助	案例模拟	能识别母婴紧急情况，并采取措施寻求帮助
	导乐陪伴过程中，不执行医疗护理工作（包括听胎心、阴道检查、麻醉镇痛管理、执行医嘱等），不回答有关医疗方面的问题	访谈医生、助产士、产妇	导乐服务符合要求
	产后2小时与助产士共同将产妇送回病房	现场查看	导乐服务符合要求

（三）结果评价

结果评价模型见表6-3。

表6-3　结果评价模型

一级条目	二级条目	评价方法	评价标准
导乐陪伴相关成效指标	专职导乐陪伴分娩率	查阅资料	导乐陪伴分娩率≥70%
	专职导乐陪伴分娩满意度		导乐陪伴满意度>95%
	阴道试产转剖宫产率		阴道试产转剖宫产率<5%
	会阴侧切率		会阴侧切率≤30%
	非药物分娩镇痛率		非药物分娩镇痛率≥90%

四、制定导乐陪伴分娩服务质量敏感指标

（一）确定指标的原则

质量评价指标体系的构成按照三维结构模式，可将其分为要素质量、环节质量、终末质量，应遵循以下原则建立和筛选指标。

1.科学性：为真实反映导乐陪伴分娩服务质量管理水平，每一项指标的设立都应建立在充分的论证和调研，并对收集的数据进行周密、细致统计分析的基础上。

2.代表性：所选择的指标要确实能够反映导乐陪伴分娩服务质量管理水平，具有良好的代表性，抓住关键指标，删除对主题影响不大、枝节性，甚至可有可无的指标，避免形成庞大的指标群或层次复杂的指标树，使指标体系简明扼要。

3.特异性：只反映有关情况的变化。

4.灵敏性：指标鉴别能力强，有波动性，以反映事物的变化，即要求同一指标在考核不同助产机构导乐陪伴分娩服务质量管理时要有一定的波动范围。

5.独立性：指同一层次的各条指标相互不能包含或重叠，即选入指标体系的各项指标都具有独立的信息，相互之间不能代替。

6.可行性：又称可操作性，即指标在实际应用中易于测量和观察，以获得明确的结论，同时还要考虑获取指标值所需的时间、人力和物资等成本，提高管理的时效性。

（二）确定指标构成

要素质量指标是衡量导乐工作的基础质量指标，包括导乐人力资源配置、设备和环境结构等。环节质量指标也称过程质量指标，针对导乐服务过程制定，是对导乐人员的行为进行现场控制的指标。终末质量又称结果质量，是导乐人员在对产妇提供导乐陪伴分娩服务后，产妇及其家属呈现的结果和反应。因此，终末质量指标是衡量终末结果的指标，此类指标数据的获得途径是通过资料收集、问卷调查、三级网络获得的。根据质量评价体系中的三维结构模式，初步制定导乐服务质量评价体系。由于导乐服务质量管理涉及导乐人员、导乐管理机构和助产医疗机构三方，因此下列评价指标也不同程度地体现在这三方的导乐陪伴分娩服务质量评价中。

1.要素质量指标：是指医疗机构的各种资源、组织系统、物理环境等相对稳定的特征。导乐工作的要素质量指标包括人力资源配置、设备和环境结构等，具体见表6-4。

表6-4　要素质量指标

一级指标	二级指标	三级指标
Ⅰ.要素质量指标	Ⅰ-1 导乐人员素质	Ⅰ-1.1 大专（中专）及以上学历导乐人员构成比
		Ⅰ-1.2 三级及以上导乐人员构成比
		Ⅰ-1.3 导乐人员继续教育学时完成率
	Ⅰ-2 导乐床位比	Ⅰ-2.1 导乐人员与待产床位比
		Ⅰ-2.2 导乐人员与分娩床位比
	Ⅰ-3 导乐服务设备	Ⅰ-3.1 导乐服务设备放置合格率
		Ⅰ-3.2 导乐服务设备完好率

2.环节质量指标：是指工作动态运行的规范化程度与效率，是对导乐人员的行为进行现场控制的指标，具体见表6-5。

表6-5　环节质量指标

一级指标	二级指标	三级指标
Ⅱ.环节质量指标	Ⅱ-1 基础环节质量	Ⅱ-1.1 着装规范率
		Ⅱ-1.2 手卫生合格率
		Ⅱ-1.3 交接班准确率
		Ⅱ-1.4 产房规章制度掌握情况合格率
		Ⅱ-1.5 导乐人员文书书写正确率
		Ⅱ-1.6 导乐人员相关技能操作合格率
	Ⅱ-2 生活照护质量	Ⅱ-2.1 皮肤清洁舒适率
		Ⅱ-2.2 产时进食、进水率
		Ⅱ-2.3 产妇物品遗失率
	Ⅱ-3 产程照护质量	Ⅱ-3.1 非药物镇痛实施率
		Ⅱ-3.2 第一产程自由体位实施率
		Ⅱ-3.3 产时导尿率
		Ⅱ-3.4 异常情况发现率

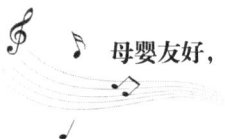

续表

一级指标	二级指标	三级指标
Ⅱ.环节质量指标	Ⅱ-4 产后照护质量	Ⅱ-4.1 母乳喂养指导率
		Ⅱ-4.2 早接触实施率
		Ⅱ-4.3 产后 6 小时自行排尿率
		Ⅱ-4.4 产后随访率
	Ⅱ-5 健康教育质量	Ⅱ-5.1 产妇健康宣教知识知晓率

3.结果质量指标：着眼于评价最终的服务结果，是导乐人员在对产妇及其家属提供导乐陪伴分娩服务后，产妇及其家属反馈的结果。结果质量的优劣取决于结构质量和过程质量，具体见表 6-6。

表 6-6 结果质量指标

一级指标	二级指标	三级指标
Ⅲ.结果质量指标	Ⅲ-1 工作质量	Ⅲ-1.1 阴道分娩率
		Ⅲ-1.2 阴道试产转剖宫产率
		Ⅲ-1.3 产妇满意度
		Ⅲ-1.4 家属满意度
		Ⅲ-1.5 表扬率
		Ⅲ-1.6 投诉率
	Ⅲ-2 医护合作	Ⅲ-2.1 助产士满意度
		Ⅲ-2.2 产科医生满意度
	Ⅲ-3 安全管理	Ⅲ-3.1 跌倒发生率
		Ⅲ-3.2 意外分娩发生率

（三）应用导乐陪伴分娩服务质量敏感指标的原则

1.打通信息渠道，保障数据的可获得性和可靠性。

2.注重指标内涵，避免单看数值。

3.真诚反馈，合理辅导，持续改进。

五、开展质量管理的方法

在质量管理活动中，强调"用数据说话"。运用科学的质量控制方法进行服务的督查和评价，能够帮助寻找质量问题发生的原因，提高质量指标测量结果的准确性，从而进一步针对原因采取相应措施。

（一）建立科学的质量指标评价方法

1. 设定指标：首先，针对需监测的重要指标，遴选出可用数据衡量的、易收集的标准，包括结构指标、过程指标、结果指标。其次，明确各指标定义（分子、分母的定义）。

2. 设置指标管理目标值：依据项目开展的要求，运用统计工具计算四分位数，同时结合项目发展规划、同级同类工作运行情况设置年度管理目标值（阈值）。

3. 指标数据收集、验证：指标数据包括信息系统提取、人工提报和行为检查三大类数据，原则上每月收集，验证科室为数据收集以外的第三方科室，即质量管理部门。

4. 数据验证方法：

（1）信息系统提取数据：选择一天（最小计算单位）调阅一日原始数据进行比对验证。

（2）人工提报数据：负向指标针对分母进行抽样验证，正向指标针对分子进行验证。

（3）行为检查结果：两次检查结果相除，结果落在正负10%之间，视同一致。

5. 指标管理：当月未达管理目标值者，须提交整改说明，连续2个月未达管理目标值者，经质量管理部门确认无正常因素者外，须进行PDCA（按计划P、执行D、检查C、处理A 4个阶段循环不止地进行全面质量管理的程序）改善。

（二）充分依托信息技术的发展

随着信息技术的发展，电子化数据平台在质量管理中的应用越发广泛。如能借助信息化数据平台进行数据采集，推行以指标监测为主线的质量控制模式，并运用内置品管工具信息系统自动进行大数据统计分析，则能够实现质量管理的信息化、实效性、精准性、科学性。

1. 通过信息化平台结合现场评价方式采集指标数据，有利于在减少人力资源浪费、缩短现场检查时间的同时保证数据的客观性、精准性。

2. 开发信息化管理平台需要明确指标的结构化采集方法，即明确抓取信息的来源。同时还需要整合原始记录资料，联动导乐人员文书书写、满意度调查、培训考核记录等。如从导乐人员护理文书中抓取非药物镇痛指导的相关记录，或开发模块记录产妇及其家属的满意度问卷结果等。指标系统自动抓取，自动进行数据计算、分类、汇总，将纷繁的信息转变为条理的指标数据；通过清洗加工数据，通过可视化图表形式呈现相关数据。多样化指标能够通过多种角度展示服务过程中存在的问题，快速发现薄弱环节，及时整改，保证持续改进和提升质量（详见［附录（六）、附录（七）、附录（八）］。

（三）指标的计算

1. 要素指标计算如表 6-7 所示。

表 6-7　要素指标计算

二级指标	三级指标	计算公式	指标意义	指标说明
导乐人员素质	大专（中专）及以上学历导乐人员构成比	（大专及以上导乐人员人数/导乐人员总人数）×100%	反映导乐人员学历结构	专职导乐人员是否具备大专及以上学历
	三级及以上导乐人员构成比	（三级及以上导乐人员人数/导乐人员总人数）×100%	反映导乐人员能级结构	专职导乐人员是否具备三级及以上能级
	导乐人员继续教育学时完成率	（完成继续教育导乐人员人数/导乐人员总人数）×100%	反映导乐人员继续教育情况	是否根据不同能级完成继续教育学时
导乐床位比	导乐人员与待产床位比	（导乐人员人数/产房待产室床位数）×100%	反映导乐人员人力资源配置情况	根据产科规模、分娩量和服务模式合理配置导乐人员
	导乐人员与分娩床位比	（导乐人员人数/产房分娩室床位数）×100%		

续表

二级指标	三级指标	计算公式	指标意义	指标说明
导乐服务设备	导乐服务设备放置合格率	（导乐物品抽查放置合格次数/物品放置抽查总次数）×100%	反映导乐设备使用情况	具有开展非药物镇痛的设备和器械，并定点放置、定期维护，功能完好，呈备用状态
	导乐服务设备完好率	（导乐设备抽查完好次数/导乐物品抽查总次数）×100%		

2.环节指标计算如表6-8所示。

表6-8　环节指标计算

二级指标	三级指标	计算公式	指标意义	指标说明
基础环节质量	着装规范率	（着装规范次数/着装抽查总次数）×100%	反映着装规范情况	按照导乐人员的着装规范和仪容、仪表要求做好上岗准备
	手卫生合格率	（洗手正确次数/手卫生执行次数）×100%	反映医院感染执行情况	规范执行手卫生，遵守产房中相关消毒隔离要求
	交接班准确率	（抽查交接班准确次数/总的交接班抽查次数）×100%	反映交接班工作质量	规范交接班，并有相关记录
	产房规章制度掌握情况合格率	（产房规章制度考试合格人数/产房规章制度考试人数）×100%	反映产房规章制度掌握情况	掌握产房的相关制度，如消毒隔离制度、交接班制度、疼痛评估制度、应急预案及管理制度等
	导乐人员文书书写正确率	（导乐文书抽查正确次数/导乐文书抽查次数）×100%	反映文书书写正确率	正确书写相关导乐文书，不得涂改、伪造
	导乐人员相关技能操作合格率	（导乐技能操作考试合格人次数/导乐技能操作考试人次数）×100%	反映相关操作技能掌握情况	上岗人员的导乐技能操作有考核，且均达到合格要求
生活照护质量	皮肤清洁舒适率	（抽查产妇皮肤清洁舒适合格数/同期导乐分娩总人数）×100%	反映生活照护质量	为产妇提供生活照护，包括给予皮肤清洁、梳头更衣、进食进水等服务
	产时进食进水率	（实际进食进水次数/应进食进水次数）×100%		
	产妇物品遗失率	（同期物品遗失产妇人数/同期导乐分娩总人数）×100%		保管好导乐陪伴的产妇及其家属的物品，未发生物品遗失

· 067 ·

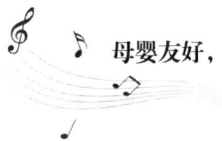

续表

二级指标	三级指标	计算公式	指标意义	指标说明
产程照护质量	非药物镇痛实施率	（同期使用非药物镇痛产妇人数/同期导乐分娩总人数）×100%	反映提供非药物镇痛的能力	导乐人员为产妇提供非药物镇痛方法并帮助实施，包括自由体位、按摩、冷热敷、拉玛泽呼吸等，有条件者还可采用芳香疗法、水疗等
	第一产程自由体位实施率	（同期第一产程自由体位分娩人数/同期导乐分娩总人数）×100%	反映实施自由体位的能力	指导产妇在产程的不同阶段使用自由体位，并结合产妇的产程进展、胎位等情况采用不同的体位，尽可能纠正异常胎位
	产时导尿率	（同期产时导尿人数/同期导乐分娩总人数）×100%	反映产程照护质量	导乐人员协助产妇下床排尿排便，了解促进排尿的措施，减少导尿术的使用
	异常情况发现率	（同期及时发现异常情况的人数/同期发生异常情况需要医学干预的总人数）×100%	反映导乐人员异常情况的识别能力	导乐人员学会关注母婴面色、呼吸和反应以及产妇阴道出血情况，能够识别紧急情况，如产妇阴道出血、面色苍白、出冷汗、口唇发绀等，并寻求帮助
产后照护质量	母乳喂养指导率	（同期指导母乳喂养的产妇/同期导乐分娩总人数）×100%	反映母乳喂养指导情况	讲解纯母乳喂养相关知识，并为产妇及陪伴家属指导母乳喂养的技巧
	早接触实施率	（同期实施早接触的产妇/同期导乐分娩总人数）×100%		解释早接触、早吸吮的重要性，为产妇实施母婴早接触
	产后6小时自行排尿率	（同期产后6小时自行排尿人数/同期导乐分娩总人数）×100%	反映产后照护质量	导乐人员掌握膀胱充盈的评估方法及促进产后排尿的措施，促进产妇自行排尿

续表

二级指标	三级指标	计算公式	指标意义	指标说明
产后照护质量	产后随访率	（同期产后随访人数 / 同期导乐分娩总人数）×100%	反映产后随访情况	在产妇出院前完成产后随访，收集导乐陪伴分娩时存在的问题和建议，进行满意度调查等
健康教育质量	产妇健康宣教知识知晓率	（抽查的产妇对导乐健康宣教的知晓情况 / 抽查的导乐分娩总人数）×100%	反映产后健康教育指导情况	导乐人员做好产后健康教育，如母乳喂养、产后排尿等，注重健康教育的效果评价

3. 结果指标计算如表 6-9 所示。

表 6-9　结果指标计算

二级指标	三级指标	计算公式	指标意义	指标说明
工作质量	阴道分娩率	（同期阴道分娩人数 / 同期导乐分娩总人数）×100%	反映导乐人员陪伴质量	导乐人员及时关注产程进展情况，通过导乐技巧、情感支持等，增强产妇对阴道分娩的信心，促进产程持续进展
	阴道试产转剖宫产率	（同期阴道试产转剖宫产人数 / 同期阴道分娩 + 转剖的产妇总人数）×100%	反映导乐人员陪伴质量	导乐人员正确开展助产适宜技术，通过专业科学指导，避免不必要的转剖
	产妇满意度	（随访产妇满意人数 / 随访导乐分娩总人数）×100%	反映产妇、家属对导乐人员工作认可情况	>95%
	家属满意度	（随访陪护家属满意人数 / 随访陪护家属总人数）×100%		
	表扬率	（同期产妇或家属表扬数 / 同期导乐分娩总人数）×100%		有提升
	投诉率	（同期产妇或家属投诉数 / 同期导乐分娩总人数）×100%		零投诉

续表

二级指标	三级指标	计算公式	指标意义	指标说明
医护合作	助产士满意度	（抽查助产士满意人数 / 抽查助产士人数）×100%	反映助产士、产科医生对导乐人员工作的认可情况	>95%
	产科医生满意度	（抽查医生满意人数 / 抽查医生人数）×100%		
安全管理	跌倒发生率	（同期导乐分娩产妇中跌倒人数 / 同期导乐分娩总人数）×100%	反映导乐人员能正确识别产妇存在跌倒的高危情况	导乐人员识别跌倒的高危因素，避免陪伴分娩期间发生产妇跌倒
	意外分娩发生率	（同期导乐服务中发生意外分娩人数 / 同期导乐分娩总人数）×100%	反映导乐人员能正确识别产程进展情况	导乐人员识别胎儿要娩出的征象，如有强烈便意等，及时呼叫助产士，在产妇转移至产床之前未发生分娩

六、持续质量改进

明确持续改进的目的：持续质量改进体系是通过专业的导乐服务帮助产妇获得更好的分娩体验，进而提高导乐陪伴分娩服务满意度，促进母婴安全。

分析导乐陪伴分娩服务工作现状：导乐陪伴分娩服务管理委员会针对每次导乐服务检查过程中存在的问题，认真地分析相关问题存在的根本原因。

确定持续改进的工作目标：在分析导乐陪伴分娩服务工作现状的基础上，需要从问题中寻找主要问题，确定持续改进的主要目标，并制订整改的计划。

落实和评价整改措施，分析整改措施的可行性及实施效果是否达到持续改进的目的。在临床工作中可以使用 PDCA 质量持续改进方法，对导乐陪伴分娩服务过程中存在的问题进行持续的质量改进。

附　录

附录（一）　专职导乐人员入职表（导乐服务机构）

×××公司
新员工入职（试用）审批表

员工姓名：	出生年月：	年龄：	性别：
政治面貌：	学历：	专业：	籍贯：
入职部门/医院：	岗位：	入职时间：	试用期：____个月
婚育状况：已婚□　已育□　顺产□　剖宫产□　未婚□　离异□　再婚□			
薪资结构（人力资源部填写） 1. 基本工资：_____元/月，全勤奖_____元/月，夜班补贴_____元/月 2. 试用期间补贴：_____元/月（需满足：<1>遵守公司规章制度；<2>无投诉；<3>服从公司安排；<4>如有请假按比例扣减） 3. 转正未通过前不计算个人提成			
入职须知： 　　本人已确认公司告知工作内容、工作时间、工作地点、劳动报酬以及员工要了解的其他情况 　　本人已收到员工手册、服务规范手册等资料 　　本人已收到公司配发的工作服、工作鞋、口罩、帽子等劳动防护用品 员工确认签字：　　　　　　　　　　　日期：			
培训部意见： 主管签字：　　　　　　　　　　　　　日期：			
所属部门主管意见： 主管签字：　　　　　　　　　　　　　日期：			
人力资源部意见： 主管签字：　　　　　　　　　　　　　日期：			
总经理批准： 			

填表日期　　年　　月　　日

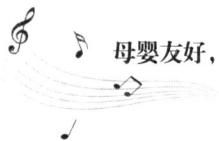

附录（二） 导乐岗位说明书

例举：导乐岗位说明书——助理导乐

单位名称			岗位代码	
岗位名称	助理导乐	岗位类别	分娩支持	工作时间	弹性
直接上级	初级导乐	岗位等级	助理导乐		

岗位条件
1. 有导乐上岗证书，在注册有效期内，初中及以上学历
2. 接受过导乐专业的规范培训及导乐临床实习
3. 品德：爱岗敬业、有良好的职业道德；工作踏实肯干、认真负责、细心周到；服务意识、配合协调意识强；有奉献精神
4. 能力：具有良好的人际交流、沟通技巧及适应能力，在导乐陪伴的过程中能进行有效指导
5. 具有一定书写能力，按要求填写必要的工作记录

岗位职责工作流程	岗位职责 1. 在导乐机构领导下，完成各项计划 2. 在助产士指导下按导乐陪伴分娩流程完成各项工作 3. 贯彻以人为本、因人施策的服务理念，做好心理安抚 4. 按计划完成规定的培训及考核 5. 自评工作综合能力，定期参加质量评审，不断提升自身服务能力	工作流程 1. 第一产程：环境产程介绍、帮助支持、指导自由体位、心理安抚、生活照护、关注准爸爸 2. 第二产程：贴身陪伴、支持与协助产妇自主用力、婴儿娩出后，向产妇表示祝贺 3. 第三产程：婴儿娩出后，告知下一步的配合接产人员还需做什么、早期肌肤接触的重要性等 4. 第四产程：耐心解答各种问题、做好生活护理、协助排尿、关注母婴面色、产妇阴道出血等情况，协同助产士送母婴同室，关注健康教育落实情况等
岗位要求及质量标准	岗位要求 完成每月 ×× 导乐服务人数 无差错或事故发生 团队关系融洽 完成岗间培训 消毒隔离、自我防护	质量标准 产妇满意度 助产士满意度
备注		

附录（三） 导乐能级晋升申请表

导乐能级晋升申请表

文件编号：　　　　　　　申请日期：

申请人填写		
姓名	工号	身份证号
现有的技能等级		晋升的技能等级
晋级申请书 申请人（签字）：		
申请人所在机构的人事部门填写		
申请人姓名	累计导乐从业时间	累计导乐服务量
所持中国妇幼保健协会颁发的导乐专业能力证书等级：	所持中国妇幼保健协会颁发的导乐专业能力证书编号：	
人事部资料提供人（签字）：		
申请人所在机构的培训部门填写		
申请人培训和测评估情况	心理支持方面：	
	导乐技能方面：	
	思想理念方面：	
	半年内是否有考核不合格而待岗培训记录？ □有 □无	
培训部资料提供人（签字）：		

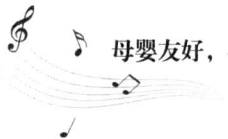

续表

申请人所在机构的运营部门填写	
申请人工作表现评估	半年内有无院方和客户的责任投诉？ □有 □无
	运营部资料提供人（签字）：
导乐技能等级评审委员会意见	□同意导乐人员自_____年____月____日起晋升。
	□暂不同意本次申请，原因如下：
	评审员（签字）： 评审日期：

附录（四） 导乐人员临床实习大纲

导乐人员临床实习大纲

1.实习目的

通过导乐临床实习，熟悉产房的工作环境、规章制度及导乐服务常规，结合导乐陪伴分娩理论知识与临床实践，加深对导乐工作的理解。能够认识产程各阶段的心理变化特点及生理需求，掌握人际沟通、人文关怀、消毒隔离、职业防护、母乳喂养等技巧，正确指导产妇运用呼吸放松、按摩、穴位按压等各种导乐适宜技术。

2.实习要求

实习周期为2周，遵守实习医院的各项规章制度，实习期内在带教老师指导下完成至少10例导乐陪伴分娩服务，无投诉事件，满意度>95%，完成各项实习内容，实习考核总分>85分。如为服务机构派遣导乐临床实习人员，则由其负责机构深入实习医院了解学员实习情况，由医院和服务机构共同考核实习学员。未通过实习考核者需延长实习期，时长由医院和协会相关负责人共同商议。

3.实习内容

（1）导乐的人际交流技巧；

（2）分娩过程及各产程的观察；

（3）枕先露正常分娩机转；

（4）分娩疼痛产生的机制；

（5）产妇在分娩各阶段的心理、生理需求；

（6）非药物镇痛技术；

（7）母乳喂养的早期促进和持续支持；

（8）消毒隔离制度及措施；

（9）职业防护与感染控制；

（10）对产妇配偶的指导和关注；

（11）导乐陪伴分娩服务记录的书写。

4. 实习考核

（1）综合素质：对学员实习期间的工作态度、纪律意识、合作能力、沟通技巧等进行综合评价，占总成绩的 20%。

（2）理论知识：考查学员的基础理论知识，重点是导乐适宜技术、消毒隔离、母乳喂养，占总成绩的 20%。

（3）操作技能：考查 3 项操作技能，包含导乐适宜技术和母乳喂养指导，占总成绩的 30%。

（4）导乐陪伴分娩个案：完成 1 例产妇的导乐陪伴分娩的个案考核，强化整体服务意识，对学员的导乐能力进行全面评价，占总成绩的 30%。

附录（五） 专职导乐人员临床实习手册

专职导乐人员规范化培训

（临床实习）
学 员 手 册

学员姓名：＿＿＿＿＿＿＿

培训基地：＿＿＿＿＿＿＿

培训时间：＿＿＿＿＿＿＿

第一部分　学员信息

姓名		出生年月		民族		照片
性别		手机号码		工作		
第一学历		毕业学校与时间				
最高学历		毕业学校与时间				
通信地址				E-mail		
主要工作经历						

第二部分　考勤记录

日期	出勤情况					备注
	全勤	事假	病假	迟到/早退	其他	

第三部分　临床实习内容

实训内容	频次	时间	完成情况
熟悉环境，了解工作流程、职责和制度	1~3		
产程观察与陪产	5~6		
子宫收缩评估	5~6		
分娩球的使用	5~6		
待产过程中的体位运用	5~6		
呼吸减痛方法	5~6		
产妇及其家属的心理支持	5~6		
第二产程协助助产士鼓励产妇用力	5~6		
早期肌肤接触的好处	5~6		
产妇产后2小时的观察	5~6		
产房消毒隔离制度	5~6		
产妇的生活护理	5~6		
紧急情况的应对	1~2		
小结	带教老师/护士长签字：		

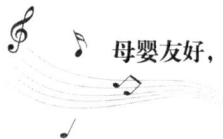

第四部分　学员临床实习评价表

内容与得分		要求	分值	得分
基本素质	20	仪表大方，举止端庄，符合要求	5	
		文明礼貌、态度和蔼、对产妇做到有问有答	5	
		关心集体、团结协作、遵守制度、服从分配	5	
		有慎独精神	5	
考勤	10	上班无迟到和早退，能提前到岗	5	
		上班时间因特殊事情离开岗位向带教老师请假，并告知去向	5	
专业能力	45	熟悉分娩的 4 个产程、产妇的表现，掌握导乐陪伴分娩服务的流程	5	
		熟悉产房消毒、隔离制度	5	
		掌握导乐陪伴分娩技能——呼吸减痛等非药物镇痛方法	5	
		掌握导乐陪伴分娩技能——自由体位	5	
		掌握导乐陪伴分娩技能——与产妇的沟通技能	5	
		掌握导乐陪伴分娩技能——产妇的身心照护	5	
		掌握导乐陪伴分娩技能——协助助产士，鼓励产妇用力	5	
		掌握导乐陪伴分娩技能——协助母婴早期肌肤接触	5	
		掌握导乐陪伴分娩技能——母乳喂养的早期促进	5	
工作完成情况	25	在带教老师的指导下，能积极主动参与分娩陪伴	5	
		主动向产妇自我介绍，健康宣教全面及时	5	
		及时满足产妇的生理需要，给予心理、情感上的支持	5	
		出现应急事件，沉着、冷静，能及时向带教老师汇报，获取支持和帮助	5	
		协作精神好，能与同组医护人员做好配合和沟通	5	
总分	100		100	

第五部分　实习总结

一、个人总结

个人签名：

日期：

二、带教老师评语

带教老师签名：

日期：

三、产房护士长评语

产房护士长签名：

日期：

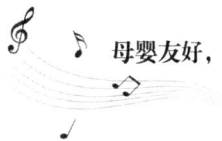

附录（六） 母婴友好，导乐陪伴分娩服务质量督查表

母婴友好，导乐陪伴分娩服务质量督查表——医疗机构（导乐管理）检查表

医院名称：　　　　　　　　　　　　　　　　督查时间：

序号	项目	要求	督查方法	评价标准	分值	得分	备注
1	组织管理（10%）	医院有具体负责导乐管理的职能部门，负责导乐服务质量管理工作	现场查看资料	有专职的导乐管理职能部门	5		
		与第三方机构有规范合作协议/合同	现场查看资料	有规范合同	5		
2	人力资源（15%）	有专职导乐人员	查看相关资质证书及其有效期	1.中专及以上学历导乐人员构成比	3		
				2.各级导乐人员构成比	3		
		根据产科规模、分娩量和服务模式合理配置导乐人员	查看导乐人员排班登记，以及当年、当月分娩量	1.导乐人员与待产床的构成比	3		
				2.导乐人员与分娩量的构成比	3		
		参与制定各能级导乐培训和管理制度并落实	查看培训资料及管理制度	导乐人员继续教育完成率	3		
3	规范制度（15%）	制定导乐工作制度和流程预案工作常规	1.现场查阅相关制度及资料 2.访谈导乐人员对工作岗位和工作规范的陈述	具有导乐服务相关工作制度和规范，并具有可行性	5		
		参与制定"一对一"陪伴服务标准和服务质量评价标准		导乐人员知晓服务标准和服务流程	5		
		制定各能级导乐岗位职责和岗位说明书		导乐人员知晓工作岗位职责和规范	5		
4	设施设备（10%）	产房具有独立的温馨分娩室或设有保护隐私的设施	现场查看	符合要求	5		
		产房具有开展非药物镇痛服务的设备和器械	现场查看	符合要求	5		

续表

序号	项目	要求	督查方法	评价标准	分值	得分	备注
5	质量控制（15%）	制定三级导乐工作质量督查制度，并落实各级定期检查	查看资料	有相关制度，并定期督查	5		
		定期质量督查有分析和持续改进		有质量督查报告	5		
		有不良事件报告制度及跟踪分析		有不良事件报告及跟踪分析	5		
6	医护评价（4%）	医生满意度	现场抽查，填写满意度问卷	满意度＞95%	2		
		助产士满意度			2		
7	服务对象评价（4%）	产妇满意度			2		
		陪护家属满意度			2		
8	质量指标（27%）	导乐陪伴分娩率	查看资料	导乐陪伴分娩率≥70%	4		
		阴道试产失败转剖宫产率		阴道试产转剖宫产率＜5%	2		
		会阴侧切率		会阴侧切率≤30%	2		
		非药物分娩镇痛实施率		非药物分娩镇痛实施率≥90%	4		
		跌倒发生率		无跌倒	2		
		意外分娩发生率		无意外分娩发生	2		
		产时、产后导尿率		产时、产后导尿率＜5%	2		
		早接触实施率		早接触实施率＞95%	3		
		母乳喂养指导率		母乳喂养指导率＞95%	3		
		产后随访率		产后随访率＞95%	3		

督导专家：　　　　　　受检医院导乐陪伴分娩服务管理负责人：

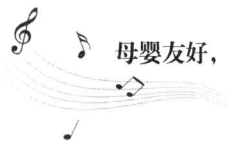

母婴友好，导乐陪伴分娩服务质量督查表——导乐服务质量（导乐人员）检查表单

导乐人员姓名：　　　　　　　　　　　　　　　　督查时间：

序号	项目	要求	督查方法	评价标准	分值	得分	备注
1	素质要求（5%）	仪表端庄，着装整洁，态度和蔼，挂牌上岗	现场查看	符合要求	5		
2	教育培训（5%）	按要求完成各类培训	询问导乐人员，查看记录	符合要求	5		
3	物品准备（5%）	导乐设备放置合理，功能完好，呈备用状态	现场查看	符合要求	5		
4	规范制度执行（15%）	规范执行手卫生，遵守产房中相关消毒隔离要求	现场查看	符合要求	5		
		产房相关制度的掌握	访谈导乐人员对产房相关制度的陈述	掌握相关制度	5		
		规范交接班，并有相关记录	现场抽查，查看交接记录	交接班准确，无遗漏，有记录	5		
5	导乐服务（40%）	给予全程"一对一"导乐陪伴，不得无故离岗	现场查看，访谈产妇	全程陪护，未发生同时陪伴几个产妇的情况，及时回应她的呼叫	3		
		尊重并保护产妇隐私，语言温和专业，给予产妇人文关怀	现场查看，访谈产妇	符合要求	3		
		为产妇及其家属介绍产房环境、各产程的过程和注意事项	访谈产妇及其家属	产妇及其家属能反馈所介绍的内容	3		
		教会家属科学帮助产妇，让家属清楚认识自己的角色与作用，并积极配合助产人员，鼓励、安慰、支持产妇	访谈家属	家属与助产人员一起，鼓励、帮助产妇	3		
		为产妇营造良好的分娩环境，保持产房适宜温湿度，根据产妇喜好调节灯光亮度	现场查看	分娩环境符合要求	3		

续表

序号	项目	要求	督查方法	评价标准	分值	得分	备注
5	导乐服务（40%）	为产妇提供生活照护，包括给予皮肤清洁、梳头更衣、饮食饮水，协助排尿排便、指导产妇下床活动并预防跌倒	访谈产妇，了解进食和排便排尿情况	生活照护符合要求，促进产妇分娩舒适感	3		
		在助产士指导下为产妇提供非药物镇痛方法并帮助实施，包括自由体位、按摩、冷热敷、拉玛泽呼吸等	访谈产妇	为符合条件的产妇提供非药物镇痛方法，鼓励并协助产妇采取自由体位	3		
		解释早期肌肤接触的重要性，协助做好新生儿早期肌肤接触	现场查看并查阅记录	正常新生儿出生后1小时内进行母婴皮肤接触和早吸吮，时间不少于90分钟，并有记录	3		
		指导母乳喂养	现场查看并查阅记录	为产妇指导母乳喂养	3		
		学会关注母婴面色、呼吸和反应以及产妇阴道出血情况，能够识别紧急等情况，如产妇阴道出血、面色苍白、出冷汗、口唇发绀等，并寻求帮助	案例模拟	导乐人员能识别母婴紧急情况，并采取措施寻求帮助	3		
		导乐陪伴过程中，不参与任何医护工作，不解释任何医疗问题	访谈助产士	导乐人员行为符合要求	3		
		产后2小时与助产士共同将产妇送回病房	现场查看	导乐人员行为符合要求	3		
		产后宣教	访谈产妇及其家属	导乐人员行为符合要求	2		
		保管好产妇及家属的物品	访谈产妇及其家属	未发生物品遗失	2		
6	文书书写（5%）	正确书写相关导乐记录，不得涂改、伪造	查看资料	书写符合要求	5		

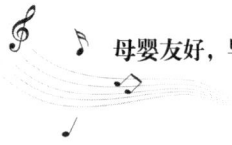

续表

序号	项目	要求	督查方法	评价标准	分值	得分	备注
7	医护评价（4%）	医生满意度	现场抽查，填写满意度问卷	满意度 >95%	2		
		助产士满意度			2		
8	服务对象评价（4%）	产妇满意度			2		
		陪护家属满意度			2		
9	质量指标（17%）	产时、产后导尿率	查看资料	产时、产后导尿率 <5%	3		
		早接触实施率		早期肌肤接触实施率 >95%	3		
		母乳喂养指导率		母乳喂养指导率 >95%	3		
		阴道试产转剖宫产率		阴道试产转剖宫产率 <5%	2		
		非药物分娩镇痛实施率		非药物分娩镇痛实施率 ≥ 90%	3		
		跌倒、意外分娩发生率		无跌倒、意外分娩发生	3		

督导专家：　　　　　　　　导乐服务机构负责人：

母婴友好，导乐陪伴分娩服务质量督查表——导乐服务机构检查表

导乐服务机构名称：   督查时间：

序号	项目	要求	督查方法	评价标准	分值	得分	备注
1	组织管理（10%）	机构应取得提供导乐服务的资质或相关材料	现场查看资料	有相关资质与材料	2		
		机构有负责导乐管理的职能部门，负责导乐服务质量管理工作	现场查看资料	有专职的导乐管理职能部门	3		
		人事制度完整健全，职责明确	现场查看资料	符合要求	2		
		有健全的聘用制度和导乐人员各能级的岗位管理制度 具有导乐人员三级管理网络	现场查看资料	符合要求	3		
2	人力资源管理（15%）	导乐人员取得相关资质 导乐人员入职申请表	查看相关资质证书及有效期	1. 大专及以上学历导乐人员构成比	2		
				2. 三级以上导乐人员构成比	3		
		每名导乐人员建立个人档案，包括导乐执业证/资格证、职称、职务、文凭、学位、教育和培训等资料复印件，以及验证记录		符合要求	5		
		制定导乐人员能级管理及相应绩效考核		1. 有导乐人员能级管理制度	2		
				2. 有绩效考核方案	3		
3	人员培训（15%）	有导乐人员新员工岗前培训制度及临床实习手册	查看培训资料及管理制度（包括培训师资、场所、时间等内容）	符合要求	5		
		有完善的岗位继续教育制度		符合要求	5		
		根据临床需求定期开展相关业务培训		符合要求	5		

序号	项目	要求	督查方法	评价标准	分值	得分	备注
4	人员考核（10%）	定期对导乐人员能级进行考核，考核结果与导乐人员分级管理挂钩	查看考核资料，访谈导乐人员（和薪金挂钩）	有考核和分级管理资料	10		
5	制度规范（10%）	制定各能级导乐工作制度和流程预案工作常规	1.现场查阅相关制度及资料 2.访谈导乐人员对工作岗位和工作规范的陈述	具有导乐相关工作制度和规范，并具有可行性	3		
		制定"一对一"陪伴服务标准和服务质量评价标准		导乐人员知晓服务标准和服务流程	3		
		制定各能级导乐岗位职责和岗位说明书		导乐人员知晓工作岗位职责和规范	4		
6	质量控制（15%）	对导乐工作进行三级质量控制	查看资料	落实专人负责	3		
		与医院建立协作质量管理考核机制，定期与医院组织质量评析会议		有相关记录与资料	3		
		制定导乐工作质量督查制度，并落实定期检查		有相关制度，并定期督查	3		
		质量督查有分析和持续改进		有质量督查报告	3		
		有不良事件报告制度及跟踪分析		有不良事件报告及跟踪分析	3		
7	医护评价（4%）	医生满意度	现场抽查，填写满意度问卷	满意度>95%	2		
		助产士满意度			2		
8	服务对象评价（4%）	产妇满意度			2		
		陪护家属满意度			2		

续表

序号	项目	要求	督查方法	评价标准	分值	得分	备注
9	质量指标（17%）	专职导乐陪伴分娩率	查看资料	导乐陪伴分娩率≥70%	3		
		阴道试产转剖宫产率		阴道试产转剖宫产率<5%	1		
		非药物分娩镇痛实施率		非药物分娩镇痛率实施≥90%	2		
		跌倒发生率		无跌倒	1		
		意外分娩发生率		无意外分娩发生	2		
		产时、产后导尿率		产时、产后导尿率<5%	1		
		早接触实施率		早接触实施率>95%	2		
		母乳喂养指导率		母乳喂养指导率>95%	3		
		产后随访率		产后随访率>95%	2		

督导专家：　　　　　　　导乐服务机构负责人：

附录（七） 各项评估表单

助产士对导乐服务专业人员的评价

妈妈的姓名：＿＿＿＿＿＿＿ 宝宝的出生日期：＿＿＿＿＿＿＿

医院名称：＿＿＿＿＿＿＿ 住院号：＿＿＿＿＿＿＿＿＿＿

导乐的姓名：＿＿＿＿＿＿＿

助产士对导乐服务专业人员评价表

评价项目	评价标准 / 得分情况				
	很大帮助	有帮助	一般帮助	没有帮助	很没有帮助
导乐陪伴分娩过程中相关支持的应用	5	4	3	2	1
导乐陪伴分娩过程中情感支持技巧的应用	5	4	3	2	1
您提出的建议，导乐采纳并积极配合完成工作	5	4	3	2	1
导乐人员在生活上给予产妇应有照护	5	4	3	2	1
您对该导乐服务的评价	5	4	3	2	1
总分					

该导乐人员给您留下的最深刻的印象是什么：

产妇及家属对导乐服务专业人员的评价

妈妈的姓名：＿＿＿＿＿＿　　宝宝的出生日期：＿＿＿＿＿＿

医院名称：＿＿＿＿＿＿　　　住院号：＿＿＿＿＿＿＿＿＿

导乐人员的姓名：＿＿＿＿＿＿

产妇及家属对导乐服务专业人员评价表

评价项目	评价标准 / 得分情况				
	非常满意	较满意	一般	不满意	非常不满意
导乐人员一直陪伴在我身边，让我很安心、放心	5	4	3	2	1
导乐人员像亲人一样照顾分娩中的我，让我倍感温暖	5	4	3	2	1
导乐人员在我整个分娩过程中一直鼓励、表扬我，使我更有信心顺产	5	4	3	2	1
导乐人员使我很有安全感，缓解了我的紧张焦虑情绪	5	4	3	2	1
导乐人员对我们胜任父母角色是有用的	5	4	3	2	1
有导乐陪伴分娩，让我获得很好的分娩体验	5	4	3	2	1
总分					

该导乐人员给您留下的最深刻的印象是什么：

导乐陪伴分娩评估表

考核人员姓名：

项目	总分	要求	分值	得分
素质要求	5	服装、鞋帽整洁，仪表大方得体，举止端庄、恰当，态度和蔼可亲	5	
操作前准备	15	向助产士与产妇自我介绍	3	
		了解产妇姓名与年龄	3	
		了解产妇的精神、饮食、排尿、依从性	3	
		非药物镇痛分娩用物准备	3	
		根据产妇要求，调整环境	3	
操作中	60	与产妇家属做好有效沟通	3	
		保持产妇床单位及衣物清洁	5	
		安全协助产妇转运	2	
		听取产妇不适之处，并采取有效应对措施	2	
		主动为产妇落实生活照护：饮食、活动、擦浴、更衣、如厕等	10	
		协助调整呼吸能应对不同产程阶段	10	
		按摩与抚触：部位舒适，手法轻柔	5	
		使用分娩球：安全，陪护在旁	3	
		有效协助自由体位，安全	8	
		使用冷热敷，温度、部位适宜	5	
		及时与助产士有效沟通，反馈产妇及其家属意见	3	
		产后实施母乳喂养指导	4	
综合评价	20	体现人文关怀，常陪伴产妇	5	
		听从助产士指导，不干涉医疗措施	15	
总分				

附录（八） 中国妇幼保健协会母婴友好医院标准

中国妇幼保健协会

（第四版 2021 年 10 月）

母婴友好医院建设由辖区卫生健康委员会妇幼处（科）领导，由省级妇幼保健协会/院做技术指导和业务协调。

参加母婴友好医院评审的必要条件：

1. 采取有效措施，保障母婴安全：产妇死亡例数、新生儿死亡例数、婴儿死亡例数、危急重症救治水平均在控制的范围内。

2. 分娩量原则上大于 800 活产婴/年。

3. 开展"一对一"连续的导乐陪伴分娩服务。

母婴友好医院建设的十条标准：

一、有落实母婴友好服务质量管理的政策与措施，促进母婴友好服务（5 分）

（一）评审指标

1. 有专门的管理机构负责开展母婴友好服务。

2. 有保障质量管理水平提升的相关政策及措施，并落实。

3. 有提高母婴友好服务质量控制体系的各种激励机制。

（二）评估标准

1. 有母婴友好管理委员会，委员会委员有相应工作职责及工作记录。

2. 查看各项质量管理制度，适时修订更新管理制度，更新内容符合国家相关文件精神，并组织相关人员学习。

3. 评估各项质量管理制度落实情况，定期研究质量问题，提出改进策略并实施。

4. 查看各种激励机制，包括将提升母婴安全、促进自然分娩、减少医疗干预等与产科和儿科医生、助产士和护士的绩效、培训、晋升、评优等挂钩的制度。

二、优化医院诊疗资源配置和服务流程，建设母婴友好环境（10分）

（一）评审指标

1. 足额配备医护人员和设施设备。

2. 合理设置门诊时间及门诊候诊区域，有序就诊。

3. 提供"一站式"便捷服务，全面预约诊疗。

4. 建设母婴友好医疗保健环境。

（二）评估标准

1. 有合理且明确的与机构服务、就医需求相匹配的人员配备方案。

2. 通过查看医务人员排班表或通过随机访谈一定比例的医务人员，判断医务人员的工作负荷。

3. 有周末门诊、假日门诊或夜间门诊等减轻集中接诊压力的措施。

4. 产科预约诊疗率 ≥ 70%，产前检查复诊预约率 ≥ 90%。

5. 随机询问 5 位就诊产妇对预约及就诊过程的满意度。

6. 实地考察就诊区域的环境及设施，卫生设施考虑到产妇的特点，环境温馨，有适宜母乳喂养、儿童娱乐等特色设施。

三、为医务人员提供母婴友好服务培训，提升妇幼专科服务能力（10分）

（一）评审指标

1. 保障产科和儿科医师、助产士和护士的培训和继续教育。

2. 积极推广中医药服务，建立多学科协作诊疗机制。

3. 推进适宜技术的推广应用和科研能力建设。

（二）评估标准

1. 有针对产科和儿科医师、助产士和护士各能级的培训考核计划和方案。

2. 产科和儿科医师、助产士和护士每年至少参加 1 次有针对性的继续医学教育或培训，且有培训记录。

3.针对产后出血、新生儿窒息等常见危重症，每季度至少开展1次专项技能培训和快速反应团队急救演练。

4.开展中医药专科服务的比例不低于70%。

5.有以临床应用为导向的科学研究管理制度及流程，有科研立项和临床转化成果。

6.配套科研经费占机构总经费支出的比例逐年提高，并向产科和儿科一线工作人员（医生、助产士和护士）倾斜。

四、对产妇和家属开展有效的健康教育（10分）

（一）评审指标

1.针对生育服务链条的各环节，制订健康教育工作计划，开发针对性的健康教育材料。

2.依托孕妇学校、生育咨询门诊、微信公众号、微博、短视频等平台，将线下和线上教育相结合，普及孕育健康知识，提高产妇及其家属的健康素养。

3.孕妇学校应开展基于循证的促进自然分娩、母乳喂养及专业陪伴分娩服务的相关教育。

（二）评估标准

1.有各种形式的、具有针对性的健康教育材料（覆盖妊娠和分娩全程，具有机构特色）。

2.开设孕妇学校并有专门场地、设施（多媒体、挂图、教具等），有专职人员负责。

3.新媒体平台每年发布不少于50篇科普作品，单篇科普作品平均阅读量力争达到1万次。

4.孕妇学校教育的内容基于最新循证医学知识，有促进自然分娩和母乳喂养系统、规范的培训教材。

5.有具体持续改进措施保证孕妇学校的普及率及教育效果（查看听课记录表，接受产前健康教育听课率大于80%；有关自由体位待产、分娩和产时导乐陪伴分娩服务、纯母乳喂养的知晓率大于 80%）。

五、促进自然分娩，减少不必要的医疗干预（15 分）

（一）评审指标

1.促进自然分娩、降低非医疗指征及首次剖宫产率。

2.基于最新证据制定必要的产科及助产干预措施。

（二）评估标准

1.有促进自然分娩、降低非医疗指征及首次剖宫产率的制度和措施。

2.非医疗指征的首次剖宫产率≤ 20%。

3.避免无临产先兆的正常产妇过早入院。

4.取消无指征引产。

5.开展会阴适度保护法接生。

6.阴道分娩产妇会阴切开率≤ 20%。

六、提供"以产妇为中心"的人性化分娩服务，提升产妇分娩体验（15 分）

（一）评审指标

1.保护产妇的隐私，有温馨、舒适的分娩和住院环境。

2.规范开展"一对一"全程连续专业（导乐）陪伴分娩服务。

3.有对提供专业导乐服务的机构和导乐人员定期考核和持续改进措施。

（二）评估标准

1.待产及分娩环境温馨舒适，有实施自由体位分娩的环境和条件。

2.有单间温馨产房或用窗帘隔开可保护产妇隐私的产房。

3.开展专业导乐陪伴分娩服务，专业导乐人员经正规培训获得上岗证。

4.有明确的助产士、导乐人员的岗位职责。

5.询问 10 名产妇，了解其接受导乐陪伴分娩服务情况。

6.医院对导乐人员定期考核。

七、允许产妇在第一产程中走动、采取自由体位，并可适当饮食（10分）

（一）评审指标

1. 依据法律法规、母婴安全行动计划、专家共识、行业指南、标准，开展助产适宜技术。

2. 具有提供药物及非药物分娩镇痛的人员、设备和环境。

3. 为助产士和专业导乐人员开展有关药物及非药物分娩镇痛方法的培训。

4. 有分娩镇痛技术的应用规范和流程。

5. 规范开展非药物分娩镇痛服务，包括陪伴分娩、自由体位、音乐疗法、芳香疗法、针灸按摩、呼吸控制等镇痛服务。

6. 助产士有提供自由体位接生的技术，并鼓励产妇选择舒适体位。

（二）评估标准

1. 有相关规定及宣传资料。

2. 实地考察，有提供药物及非药物镇痛的人员、设备和环境。

3. 有培训计划、内容和参加培训人签到记录。

4. 有书面的分娩镇痛技术的应用规范和流程。

5. 询问10位产妇，是否应用了非药物分娩镇痛方法。

6. 考察助产士接生技术，能实施第二产程不同体位接生。

7. 询问5位产后妇女，是否在第一产程中能自由活动，在第二产程中可选择不同分娩体位。

八、降低阴道分娩并发症，保障母婴安全（10分）

（一）评审指标

1. 助产士取得《母婴保健技术考核合格证书》。

2. 助产人员每年接受不少于1次助产技术机构提供的相关业务培训。

3. 对脱离助产岗位2年以上者，应对其开展返岗培训。

4. 分娩现场有1名熟练掌握新生儿复苏技术的专业人员。

5. 严格执行各级人员岗位职责。

6. 有各项制度：产房分娩安全核查制度、新生儿抢救制度和流程、定期培训和快速反应团队急救演练制度、突发事件应急处理管理制度、产妇防跌倒制度、急救仪器和药品管理制度、胎盘死婴处理制度、标本管理制度、分娩后新生儿身份确认及转运三方核查制度、产后随访制度。

7. 分娩室设备、急救药品齐全，配备专门抢救包（如产后出血包、子痫抢救包等），定期检查产程中所需物品、药品和急救设备的记录，科室人员熟悉药品及急救设备位置及性能。

（二）评估标准

1. 查阅各类资格证书和培训记录，每班有新生儿复苏技术人员。

2. 现场查看相关制度，对制度有培训、落实、分析、改进记录。

3. 访谈两位助产士对制度的知晓情况，是否掌握急救药品使用和管理，是否能熟练使用各种急救设备。

4. 查记录，落实新生儿转运三方核查制度。

5. 分娩室设备、急救药品、抢救包的配备情况，是否定期检查，是否有相关检查记录。

6. 产后大出血现场急救演练。

7. 调研以下情况：会阴缝合愈合不良发生率、阴道试产转剖宫产率、阴道分娩产后出血率、会阴侧切率、阴道壁血肿发生率。

九、鼓励对新生儿实施早期基本保健，促进母乳喂养（10分）

（一）评审指标

1. 推广促进新生儿早期基本保健核心理念并有实施方案。

2. 开展新生儿早期基本保健，鼓励对所有新生儿实施母乳喂养。

3. NICU和新生儿病房应设有母乳喂养室、母乳库，且能实际应用。

4. 允许并鼓励产妇或家庭成员抚摸、拥抱患病儿，并实施母乳喂养。

（二）评估标准

1. 有关于新生儿早期基本保健的培训方案、宣传资料及实施方案。

2. 新生儿早期基本保健 4 个基本干预措施（新生儿生后立即擦干，立即母婴皮肤接触，延迟脐带结扎和早期开始母乳喂养）。

3. NICU 和新生儿病房有母乳喂养室和母乳库，符合院感要求，并有使用记录。

4. 有 NICU 收集和使用母乳的管理流程，有产妇或家庭成员实施袋鼠护理和母乳喂养的环境及相关管理方案。

5. 有添加代乳品的制度，有配置代乳品的规范、流程，配奶区域有消毒隔离制度及设施。

6. 观察产妇或家庭成员实施袋鼠护理的过程。

十、完善数据收集应用体系，持续提升母婴友好服务管理信息化水平（5分）

（一）评审指标

1. 定期报送母婴安全相关数据，发生产妇死亡后第一时间报送所在地的县级妇幼保健机构。

2. 严格落实医疗质量不良事件信息采集、记录和报告等相关制度。

3. 完善院内产科质量控制指标体系和数据收集，通过数据分析，查找存在的问题，提出改进建议。

（二）评估标准

1. 有专人负责收集上报母婴安全相关数据，及时上报。

2. 有死亡、缺陷和不良事件上报制度并落实。

3. 有母婴友好服务质量控制和相关数据收集系统，确保信息系统的数字化、个体化、空间化、时序化、网络化并深化应用。

4. 定期对所收集数据进行分析，并持续改进临床实践，确保母婴友好服务效果持续提升。

参考文献

[1] WHO. Recommendations Intrapartum care for a positive childbirth experience [J]. World Health Organization，2018.

[2] BOHREN M，HOFMEYR G，et al. Continuous support for women during childbirth [J]. The Cochrane Collaboration，2017. Published by John Wiley & Sons，Ltd.

[3] ENGEL G. The Need for a New Medical Model：A Challenge for Biomedicine [J]. Psychosomatic Medicine，2012，40（3）：377–396.

[4] WORLD HEALTH ORGANIZATION. World Patient Safety Day 2021 [EB/OL].（2021–09–16）[2023–12–21]. https://www.who.int/zh/news/item/16–09–2021–who–s–world.

[5] KLAUS M，KENNELL J，et al. Mothering the Mother [M]. Addison–Wesley Publishing Company.

[6] 华嘉增 . 一种新的产时服务模式：导乐分娩 [J]. 中国妇幼保健，1998（6）：36–38.

[7] 庞汝彦，张宏玉 . 导乐分娩培训教材 [M]. 北京：中国社会出版社，2017.

[8] NUTTER E. Support for Women During Labor [M]. In：Varney's Midwifery, sixth edition, 2019：951–955.

[9] MELZACK R. The myth of painless childbirth：the John J. Bonica lecture [J]. Pain, 1984，19：321–327.

[10] MELZACK R, KINCH R, et al. Severity of labor pain: influence of physical as well as psychological variables [J]. Can Med Assn J, 1984, 30（5）: 579-584.

[11] HODNETT E. Pain and women's satisfaction with the experience of childbirth: a systematic review [J]. Am J Obstet Gynecol, 2002, 186: S160-S173.

[12] LALLY J, et al. More in hope than expectation: a systematic review of women's expectation and experiences with pain relief in labor [J]. BMC Med, 2008, 6: 7.

[13] WORLD HEALTH ORGANIZATION. Care in Normal Birth: a practical guide [M]. Geneva: WHO, 1994.

[14] Evidence for Doulas [EB/OL]. [2023-12-21]. https: //evidencebasedbirth. com/the-evidence-for-doulas.

[15] NAYLOR, AUDREY J. Baby-friendly Hospital Initiative [J] Pediatric Clinics of North America, Apr. 2001: 475 – 83.